Dr G. FROIN

ANCIEN INTERNE DES HÔPITAUX DE PARIS

Hématolyse & Hématogenèse Bactériolyse & Bactériogenèse

G. STEINHEIL, ÉDITEUR

Hématolyse & Hématogenèse

Bactériolyse & Bactériogenèse

Dr G. FROIN

ANCIEN INTERNE DES HÔPITAUX DE PARIS

Hématolyse & Hématogenèse Bactériolyse & Bactériogenèse

PARIS

G. STEINHEIL, Éditeur

2, rue Casimir-Delavigne, 2

—

1910

INTRODUCTION

Depuis plus de quinze ans, des faits, en quantité innombrable, ont été accumulés pour essayer de pénétrer le secret de la cytolyse en général. L'hématolyse et la bactériolyse ont constitué le terrain favori des recherches.

On s'est aperçu tout de suite, que l'hématolyse et la bactériolyse avaient de nombreux points communs. Des globules rouges ou des microbes injectés, sont détruits par l'organisme, et abandonnent des substances qui possèdent les mêmes propriétés fondamentales vis-à-vis de la cellule originelle et vis-à-vis des cellules de leur hôte.

La cytolyse parfaite est effectuée par un être vivant ; mais cet être vivant, avant de détruire des cellules étrangères (hétéro-cytolyse) doit assurer d'abord la destruction de ses propres cellules (auto-cytolyse). Avec l'auto-cytolyse, l'organisme effectue un travail normal, physiologique ; avec l'hétéro-cytolyse, l'état pathologique est créé. Or, tout processus physio-pathologique est incompréhensible, si ce processus, à l'état normal, physiologique, est inconnu. Telle est l'idée fondamentale qui nous a engagé à étudier surtout l'auto-hématolyse. Celle-ci doit être le guide des recherches sur l'hématolyse en général. L'étude de l'hétéro-hématolyse ne doit servir qu'à compléter et qu'à éclairer le processus fondamental de l'auto-hématolyse dans ses points obscurs. De même l'hématolyse *in vitro*, si elle n'envisage pas comme point de départ et comme but final, l'hématolyse *in vivo*, ne peut être que stérile et superflue quant à sa portée biologique.

Dans un article récent sur l'hématolyse, Nolf (1) écrit : « Le moment n'est pas venu de faire la synthèse de nos connaissances, d'essayer de trier ce matériel disparate. Il y a encore trop de provisoire, trop d'à peu près, trop d'hypothèse et aussi de polémique pour qu'un tel travail puisse être utilement entrepris. » Il est certain qu'avec les théories admises, et les interprétations actuelles, « la multiplicité des mémoires n'a guère contribué à faire l'unité parmi les opinions ; des doctrines contradictoires sont professées avec une égale conviction et appuyées chacune d'un luxe d'arguments par des savants de première valeur » (Nolf).

Il est curieux de voir que les grandes théories sur le mécanisme de l'hématolyse et de la bactériolyse ont été imaginées tout au début de l'étude de ces phénomènes.

Si ces théories ont eu l'immense avantage d'inspirer et de susciter des recherches nouvelles, leurs auteurs semblent résister en général à l'évolution et aux modifications que les observations leur apportent chaque jour. Bien que les acquisitions obtenues depuis le moment où elles ont été émises, leur imposaient un remaniement plus ou moins profond, que des faits nouveaux auraient dû faire naître des conceptions nouvelles, on a cherché plutôt à expliquer ces faits dans le sens des théories admises. L'histoire de l'hématolyse, sous des apparences très scientifiques, restera encore un bel exemple de l'asservissement aux doctrines et aux dogmes préétablis.

Les théories ne sont que des vues d'ensemble qui doivent s'adapter au plus grand nombre de faits : elles servent surtout de guide dans les recherches. Aussi, que ces théories s'attendent à de l'ingratitude : ces recherches dont elles sont l'âme,

(1) Nolf, article Hémolyse, *Dict. de physiol.* de Richet, t. VIII, fasc. II, 1909, p. 397.

conduisent souvent à montrer l'étroitesse et l'insuffisance de leurs conceptions, quand elles n'apportent pas la démonstration de leurs errements. Il leur faut accepter de disparaître et de se fondre, s'il y a lieu, dans une doctrine plus large et plus compréhensive.

Nous émettons dans cet ouvrage une compréhension nouvelle, à beaucoup de points de vue, de l'hématolyse et de la bactériolyse. Nous ne prétendons pas donner de ces faits, une théorie immuable et définitive ; nous désirons simplement orienter leur interprétation, ce qui est la tendance actuelle des cytologistes, dans le sens de celle des processus autolytiques.

En 1904, nous avons apporté la preuve que le globule rouge se détruisant dans l'organisme, influence toutes les variétés de globules blancs (1). Nous avons démontré qu'il existe une leucocytose hématolytique, et que le macrophage n'est pas le seul agent de ce processus biologique, dans lequel interviennent également le polynucléaire neutrophile, l'éosinophile et le lymphocyte.

Nous avons vu que chaque leucocyte possède sur le globule rouge une action particulière. Mais notre conception actuelle de l'action attribuable à chaque variété de leucocytes diffère de celle que nous avions indiquée. Depuis cette époque, les nombreuses observations que nous avons faites, notre compréhension plus approfondie de l'architecture globulaire, la connaissance plus précise des ferments leucocytaires et des ferments en général, ainsi que des substances hématiques spécifiques, nous permettent une discussion plus rationnelle, et, si l'on peut dire, plus substantielle, par conséquent plus

(1) G. Froin, *Les hémorragies sous-arachnoïdiennes et le mécanisme de l'hématolyse en général*, th. de Paris, G. Steinheil, 1904.

démonstrative, de l'action des hématies sur les leucocytes, et inversement des leucocytes sur les hématies.

Des faits exposés dans cet ouvrage sur l'hématolyse, et de l'interprétation qui leur a été donnée, ressort une idée essentiellement neuve sur la biologie en général : c'est que chaque appareil anatomique possède une vie propre, que les cellules qui le composent contiennent en elles-mêmes, les facteurs qui dirigent leur naissance, leur vie et leur mort. Ces facteurs ont une action spécifique, et normalement, n'agissent pas sur les cellules des autres appareils anatomiques. Grâce à cette propriété, l'évolution cellulaire se poursuit sans être influencée par des substances d'une autre nature, qui pourraient à chaque instant jeter le désordre dans le plan du développement normal, engendrer une véritable anarchie cellulaire.

Nous pensons être arrivé ainsi à établir une notion physiologique d'une importance capitale. Selon l'opinion de Pawlow, dans beaucoup de cas, le médecin donne une meilleure idée que le physiologiste de certains processus physiologiques, la médecine clinique étant une mine très riche en faits physiologiques.

CHAPITRE PREMIER

L'HÉMATOLYSE ET LES SUBSTANCES HÉMATOLYTIQUES

Nous désignons sous le nom d'hématolyse, l'ensemble des phénomènes par lesquels l'hématie ou globule rouge se désintègre en une ou plusieurs de ses parties constituantes, qui se détachent de l'élément figuré pour passer dans le milieu ambiant.

L'hématolyse nécessite l'étude préalable des substances constitutives du globule rouge. On est arrivé à leur connaissance par une double enquête : l'analyse chimique et l'analyse biologique.

§ 1. — **Analyse chimique du globule rouge.**

Chez l'homme et la femme, les analyses de A. Schmidt ont donné les résultats suivants :

	Homme pour 513.02 parties de globules	Femme pour 396.24 parties de globules
Eau.	349.69	272.56
Résidu sec	163.33	123.68
Substances organiques .	159.59	120.13
Substances inorganiques	3.74	3.55
Oxyde de sodium. . .	0.24	0.65
Oxyde de potassium. .	1.59	1.41
Chlore	0.90	0.36

On voit, par ce tableau, que l'eau représente environ les deux tiers du poids des globules.

Quant au résidu sec, il est constitué par diverses substances dont les plus importantes à connaître pour l'étude de l'hématolyse sont : l'hémoglobine, les albuminoïdes, les lipoïdes (lécithine et cholestérine) et les sels.

Voici l'analyse quantitative de globules rouges humains séchés (Hoppe-Seyler et Jüdell) :

Hémoglobine	86.79 0/0
Albuminoïdes	10
Lécithine	0.72
Cholestérine.	0.25
Autres matières organiques. . .	0.10
Sels minéraux.	2.37

Pascucci a publié les résultats d'analyse de stromas qui montrent : 1 0/0 de sels, deux tiers d'albuminoïdes, un tiers de matières grasses : lécithine, cholestérine et peut-être un cérébroside. Les albuminoïdes et les lipoïdes constituent les parties véritablement structurées du corps globulaire.

La substance protéique a tous les caractères des nucléo-protéides, c'est-à-dire des constituants protéiques habituels du protoplasma.

Les substances lipoïdes sont solubles dans l'éther. Une d'elles est phosphorée : c'est la lécithine. L'autre est la cholestérine.

De ces substances fondamentales, constitutives du globule rouge, peuvent se détacher isolément, l'eau, les sels ou l'hémoglobine.

1° **Déshydratation.** — Le globule rouge perd son eau de constitution par la dessiccation à l'air libre.

Quand on étale du sang sur une lame de verre, les globules rouges se dessèchent. Dans cet état, ils ne sont plus dissociés par des substances dénommées agents fixateurs (alcool, éther, etc.) qui, lorsqu'ils sont normalement hydratés, diffusent très facilement à leur intérieur et les détruisent. Les globules déshydratés ont donc perdu une de leurs propriétés : la propriété d'être dissous par certains corps.

2° **Diffusion des sels.** — Il existe de grandes variations, au point de vue de la teneur en sels, entre les globules des différents mammifères. Bunge a mis en évidence l'absence totale de sels de sodium dans les globules de quelques mammifères (cheval, porc, lapin), leur abondance au contraire chez d'autres (chien, chat, bœuf, mouton). Il y a prédominance chez l'homme de l'acide phosphorique et du potassium, par rapport au plasma sanguin très riche en sodium et en chlore.

Stewart a observé une diffusion partielle des sels de globules rouges mis en suspension dans une solution hypotonique de sucre de canne. Calugareanu et Henri ont constaté aussi que des globules rouges de chien abandonnent des quantités considérables de leurs sels à des solutions hypotoniques de saccharose, trop concentrées pour permettre une diffusion de l'hémoglobine. Cette sortie des sels correspond à une lésion moins prononcée que celle qui provoque la sortie de l'hémoglobine, substance moins diffusible que les sels.

3° **Diffusion de l'hémoglobine.** — L'hémoglobine constitue les 9/10 du poids du globule à l'état sec. C'est une substance d'un très grand intérêt puisqu'elle permet, grâce à sa coloration rouge, de saisir facilement la production de l'hématolyse, et qu'elle indique une altération profonde du globule rouge. La diffusion de l'hémoglobine dans le milieu ambiant est étudiée journellement sous le nom d'hémolyse. Nous n'emploierons jamais le mot hémolyse, quand nous envisagerons spécialement la destruction de l'hématie. Nous la désignerons sous le nom plus explicite d'hématolyse. L'hémolyse ou destruction du sang dans son ensemble, devrait comprendre : l'hématolyse, la leucocytolyse, l'hémoglobinolyse, etc. Tous ces termes indiquent, sans cause d'erreur, le corps ou la substance envisagée.

Lorsque l'hémoglobine est décomposée, dans les milieux vivants, elle donne lieu à des pigments dérivés, dont les plus importants sont la bilirubine et l'urobiline. Dans ce cas, nous dirons qu'il y a hémoglobinolyse, terme général désignant la désintégration hémoglobinique, aboutissant à la création de pigments divers : bilirubigénie, urobiligénie, etc.

D'autres substances constitutives du globule rouge nous ont été révélées, non par l'étude chimique directe, mais par des réactions bio-chimiques créées à ses dépens. C'est justement la réalisation du phénomène de la diffusion hémoglobinique, dans l'hématolyse par les sérums, qui a permis d'arriver à la notion de l'existence de plusieurs substances très importantes, de constitution chimique indéterminée. Les connaissances acquises sur elles, bien qu'imparfaites, sont nécessaires à la compréhension de l'hématolyse.

§ 2. — Analyse biologique du globule rouge. — Hématolyse par les sérums. — Les substances hématolytiques

L'hématolyse peut être obtenue avec le sérum d'un animal neuf (n'ayant subi aucune injection préalable) ou avec le sérum d'un animal préparé (auquel on a injecté des globules rouges).

a) *Hématolyse par le sérum d'un animal neuf*. — L'hématolyse *in vitro* ou *in vivo* par le sérum d'un animal neuf est une propriété spéciale qui se voit chez une espèce déterminée vis-à-vis d'une autre espèce, sans qu'il y ait de règle à ce sujet : ainsi le sérum humain détruit les globules de lapin. Cette propriété serait due à une substance particulière : l'alexine (Buchner et Bordet) ou complément (Ehrlich). Cette substance existerait dans le sérum de tous les animaux, avec des affinités destructrices variant d'une espèce à l'autre.

b) Hématolyse par le sérum d'un animal injecté avec des globules rouges. — Lorsqu'on injecte à un animal d'une espèce A des hématies provenant d'un animal d'une autre espèce B, après deux ou trois injections de quelques centimètres cubes de globules, ces éléments permettent d'obtenir un anticorps spécifique : la sensibilisatrice (Bordet) ou ambocepteur (Ehrlich).

On admet que cette sensibilisatrice a une action spécifique, parce qu'elle possède une influence nocive pour la variété des globules rouges qui lui a donné naissance, et seulement pour cette variété. Elle se fixe électivement sur les globules de la même espèce animale. Quand cette fixation est opérée, les globules rouges deviennent vulnérables vis-à-vis de l'alexine du sérum qui les baigne normalement.

La connaissance de ces faits est due aux remarquables recherches de Bordet, d'Ehrlich et Morgenroth.

Etudions donc avec détails la substance du sérum qui joue un rôle actif dans l'hématolyse, et les substances d'origine hématique intervenant dans la production du phénomène.

L'alexine ou complément.

L'alexine est une substance normale des sérums.

Si l'on chauffe un sérum à 55°-58°, le pouvoir alexique est inactivé en quelques minutes, et d'autant plus rapidement que la température est plus élevée. Filtré sur une bougie de porcelaine, l'alexine est retenue et la portion restée dans la bougie est hématolysante quand elle est reprise par l'eau physiologique.

Elle agit dans le sérum en milieu alcalin.

De même, lorsqu'on précipite le sérum par l'alcool, la portion restée liquide est inactive, tandis que le précipité repris par l'eau physiologique, confère à cette eau la propriété alexique. En général, l'alexine paraît précipitée en même temps que tous les albuminoïdes, par les solutions alcalines saturées ou non et le sulfate de magnésie. Elle est détruite par les acides et les alcalis suffisamment concentrés et par les ferments protéolytiques (Ehrlich et Sachs).

Son action est nulle à 0° ; elle est maxima entre 35° et 40° ; enfin, *in vitro* elle tend à disparaître d'elle-même, en quelques jours, du sérum. Lorsqu'elle est fixée par des globules, la fixation est définitive.

Apparition. — Le sérum de l'animal nouveau-né contient une quantité notable d'alexine (Halban et Landsteiner, Sachs et Polano),

Origine et nature. — Deux opinions principales sont en présence, sur la nature de l'alexine. Les uns pensent qu'il s'agit d'une substance chimique normale et indéterminée du sérum sanguin, d'autres considèrent l'alexine comme une diastase. Cette dernière opinion a la plus grande faveur.

1° *Est-ce une substance chimique de nature indéterminée ?* — Nolf pense que l'alexine n'est pas un ferment protéolytique et qu'elle agit à la façon des agents chimiques de l'hématolyse dont il a étudié le mécanisme particulier.

V. Liebermann a cherché à démontrer l'action possible des savons du sérum.

On sait, depuis les analyses de Hoppe-Seyler, que le sérum contient du savon (la proportion est d'environ 0,5 à 0,6 0/0 selon Abderhalden). Or, il a été démontré que cette concentration de savons est suffisante pour hématolyser très fortement les globules rouges. Tout sérum, par le fait même qu'il contient des savons, devrait donc être hématolytique ; s'il ne l'est pas, c'est que d'après V. Liebermann, les albumines du sérum paralysent l'action hématolysante des savons. La démonstration de ce fait est facile à réaliser *in vitro*. Toute la question de l'hématolyse se réduit alors, dans la conception de V. Liebermann, à rechercher sous quelle influence les savons du sang récupèrent accidentellement leur activité hématolytique, qui d'ordinaire reste paralysée par les albumines.

V. Liebermann a composé un liquide hématolytique artificiel en ajoutant des traces d'acide oléique, à un mélange de sérum albumine et de savon,en proportions analogues à celles que l'on trouve dans le sang. Avant l'addition d'acide oléique, ce mélange est inactif. Mais l'analogie entre les propriétés de ce mélange et celles d'un sérum hématolytique ordinaire est plus grande encore : si l'on chauffe le mélange à 56°-60° pendant une demi-heure, il devient inactif, et il peut être réactivé par addition d'une nouvelle quantité de savon, mélangé ou non à de la sérum-albumine.

Avec des substances qui, certainement, ne contiennent pas de ferments, à savoir des savons et des acides gras, von Liebermann reproduit donc exactement les phénomènes de l'hématolyse naturelle et retrouve cette sensibilité si caractéristique de l'alexine, à un chauffage de 56°-60°.

Il est certain que toutes les humeurs et les cellules qui ont été incriminées comme facteurs alexiques contiennent des savons.

On les trouve, par exemple, dans la lymphe qui est une humeur hématolytique. Il serait très intéressant de savoir si le chyle qui est beaucoup plus riche en savons que la lymphe du canal thoracique est également plus nocif qu'elle, et s'il perd sa nocivité à 56°. Enfin, les leucocytes eux-mêmes, incriminés dans la production de l'alexine, contiennent aussi des savons.

Les expériences de V. Liebermann ne prouvent pas que les savons représentent ce que l'on a désigné sous le nom d'alexine, mais montrent bien que cette substance ne doit pas être identifiée par le caractère si important qu'on lui a attribué en propre : sa disparition après chauffage à 56°.

En tout cas, l'alexine n'a jamais été isolée, et à l'heure actuelle c'est une substance chimique de nature indéterminée.

2° *L'alexine est-elle un ferment leucocytaire ?* — L'école de Metchnikoff et aussi en partie celle d'Ehrlich considèrent l'alexine comme une diastase. Ces auteurs envisagent donc cette substance comme un ferment, et sous l'impulsion de Metchnikoff, on a surtout recherché et discuté deux points principaux : l'alexine est-elle d'origine leucocytaire ? Existe-t-elle à l'état de liberté dans les humeurs de l'organisme ?

Certains auteurs, Metchnikoff entre autres, disent qu'elle n'existe pas dans le plasma circulant du sang et dans les liquides normaux de l'organisme. Cette notion a été fortement appuyée par les expériences de Bordet et Gengou. Si l'on recueille le sang normal avec précaution, en évitant la coagulation (dans des tubes huilés ou paraffinés), ou bien que l'on centrifuge à 0°, on constate qu'il n'y a pas d'alexine dans le liquide décanté. Elle est de même absente dans les transsudats (œdèmes provoqués). Au contraire, elle apparaît fréquemment dans les exsudats qui, d'origine inflammatoire, renferment des leucocytes altérés. Metchnikoff a soutenu que l'alexine était d'origne leucocytaire et n'apparaissait que par lésion des leucocytes.

Certains auteurs admettent, au contraire, sa présence dans le plasma circulant : Wassermann, Rehns, Gruber, Dömeny, Ascoli, Hewlett, Falloise, Lambotte et Stiennon, Sachs, etc. Les expériences de Hewlett et de Falloise démontrent que le plasma normal est un peu plus riche en alexine que le sérum.

L'alexine considérée par ces deux groupes d'expérimentateurs,est un corps défini seulement par la constatation de ses effets et non par sa constitution chimique. Véritable substance à l'état latent, soit dans le plasma, soit dans le sérum, son existence ne peut être démontrée qu'en lui offrant l'occasion de manifester sa puissance. Sa présence dans un liquide a été souvent méconnue, parce que l'action alexique était entravée par l'humeur elle-même ou par l'impossibilité de sa pénétration dans l'élément à détruire. Il est certain que dans le plasma circulant, aussi bien que dans le sérum *in vitro*, l'action alexique se manifeste très facilement. Mais, *in vivo* et *in vitro*, elle résulte pour Metchnikoff de la leucocytolyse, et une humeur ne devient alexique que par suite de cette leucocytolyse primitive. Cependant il n'y a pas de parallélisme entre la leucocytose et la leucocytolyse d'une part, et le pouvoir alexique d'autre part.

Metchnikoff soutient que l'alexine est mise en liberté par les leucocytes mourants et que la leucocytolyse se produit dès qu'on retire une humeur de l'organisme. On a cherché à mettre en évidence cette altération leucocytaire. Lambotte et Stiennon, entre autres, n'ont pu la constater. Nolf également pense que les globules blancs sont en réalité plus résistants qu'on ne le croit généralement.

D'ailleurs, le procédé qui permet justement de mettre en évidence l'alexine des leucocytes est obligé de tenir compte de cette fragilité peu prononcée des leucocytes vivants. Pour préparer un extrait de leucocytes frais ayant quelque pouvoir alexique, il faut agir mécaniquement sur ces cellules, les dilacérer, les rompre, les broyer, afin qu'elles puissent se vider de leur contenu. Si l'on se contente d'en faire une simple suspension, on peut dire qu'il y a un rendement alexique presque nul. Si donc l'alexine est produite par des leucocytes,à l'état normal, elle ne peut provenir que de la leucocytolyse lente et fractionnée qui se produit dans les humeurs.

Une leucocytolyse intense et massive ne pouvant se faire dans un sérum normal, il faudrait admettre que le pouvoir alexique de ce sérum est le résultat d'une acquisition lente, d'une accumulation déjà accomplie dans le plasma. Cependant des humeurs très riches en leucocytes sont souvent moins alexiques que le sang. Et dans la leucémie, où le sang est si riche en leucocytes vivants et mourants, le pouvoir alexique n'est pas augmenté. Tous les leucocytes ne produisent pas en effet de l'alexine. Il a été prouvé qu'elle provient surtout des mononucléaires.

Metchnikoff a constaté que l'émulsion de cellules puisées dans les ganglions lymphatiques et la rate du cobaye, organes constitués presque exclusivement par des macrophages, possède à l'encontre des parenchymes hépatique et rénal, un fort pouvoir hématolytique. Il a vu qu'il suffit de soumettre cette bouillie cellulaire à l'influence d'une température avoisinant 56°, pour détruire complètement ce pouvoir hématolytique. Ces observations ont été confirmées par Klein, Shibayama, Tarassewitch. Mais Korschun et Morgenroth, Donath et Landsteiner, Dömény ayant soutenu qu'il n'y a aucun rapport entre la macrocytase et l'alexine du sérum, que les principes hématolytiques renfermés dans les extraits d'organes sont thermostabiles, auto-hématolytiques et solubles dans l'alcool, des recherches ultérieures furent faites par Levaditi. Ce savant a montré qu'il existe des substances hématolytiques thermostabiles qui surviennent tardivement par suite de l'autolyse qui s'opère au sein des extraits. Mais l'extrait rapide des ganglions lymphatiques, hématolyse plus promptement des globules rouges sensibilisés que des globules rouges intacts, et ce pouvoir hématolytique est détruit par le chauffage à 56°. Ces produits macrophagiques peuvent enfin réactiver un sérum. Ce sont là les propriétés caractéristiques de l'alexine.

Les essais faits sur d'autres variétés de leucocytes se sont montrés presque unanimement négatifs. Schattenfroh, Levaditi, Lambotte et Stiennon, etc..., ont constaté que l'extrait de leucocytes polynucléaires est entièrement dépourvu de propriétés hématolysantes.

G. Froin, dans des expériences inédites, a constaté aussi ce fait, et vu également que des extraits d'éosinophiles à peu près purs ne possédaient pas de pouvoir hématolysant.

Il résulte de ces faits que l'alexine provient des éléments lymphoïdes. Mais son activité ne peut se manifester, si elle n'est pas accompagnée d'autres substances d'origine sanguine ou si elle n'est pas mise au contact d'hématies préalablement sensibilisées. Si, pour préparer l'extrait de ganglions ou de rate, on prend soin de chasser par une irrigation intra-vasculaire le sang contenu dans l'organe, alors l'extrait est dénué de toute propriété hématolytique, soit seul, ou en association avec un sérum chauffé (Nolf).

La nécessité pour l'alexine d'être secondée par une ou plusieurs substances du sérum sanguin non chauffé, concorde avec le parallélisme journellement constaté, entre le pouvoir alexique des humeurs et l'abondance de substance albuminoïde (et plus spécialement de fibrinogène) qu'elles renferment. Ainsi, les liquides d'ascite mécanique, peu albumineux et peu fibrineux, ne sont pas très alexiques. Les liquides de pleurésie séro-fibrineuse tuberculeuse ont un pouvoir alexique, proportionnel à l'importance de la réaction albumineuse et fibrineuse.

Les exsudats peuvent être très alexiques et contenir peu de leucocytes. Ainsi, le liquide d'une pleurésie tuberculeuse séro-fibrineuse contenant seulement 2.500 lymphocytes par millimètre cube,peut présenter un pouvoir alexique presque aussi intense que celui du sérum sanguin. Dans de tels liquides, où ne se rencontrent souvent, pendant toute l'évolution de la maladie, presque uniquement que des lymphocytes, on ne peut dire que le pouvoir hématolytique provient de la seule alexine des lymphocytes détruits, avant et après l'extraction du liquide pleural : l'expérience le démontre, car si l'on recueille des lymphocytes, qu'on les lave soigneusement et qu'on les dissocie dans de l'eau physiologique, il est impossible d'obtenir un extrait ayant, par son action seule, le moindre pouvoir globulicide.

La même constatation peut être faite pour la lymphe. Battelli a étudié le pouvoir hématolytique de la lymphe chez le chien. Il a trouvé que le pouvoir de la lymphe thoracique et celui du sérum sont entre eux, en moyenne, comme les chiffres 7 et 11. Or, la lymphe du canal thoracique contient chez le chien de 3.000 à 7.000 leucocytes par millimètre cube (Winternizt, Biedl et Decastello). Ce sont presque uniquement des mononucléaires. La lymphe ne renferme pas de leucocytes polynucléaires, ou elle en renferme une quantité très faible. Voici donc une humeur très riche en éléments producteurs d'alexine, moins hématolytique que le sang. Le sang contient donc une substance qui manque dans la lymphe, et qui permet à l'alexine de manifester toute son activité. Nous verrons plus tard que cette substance est d'origine hématique : c'est la toxine ou protéase hématique.

Si l'alexine est un ferment d'origine lymphatique,son mode d'action reste indéterminé. Par contre, il existe un ferment bien connu dans le tissu lymphoïde. Poulain, N. Fiessinger et P.-L. Marie ont démontré l'existence d'un ferment, la lipase, dans les ganglions lymphatiques et la rate. D'autre part, Neuberg et Reicher, H. Noguchi ont constaté que les lipases étaient hématolytiques.

N. Fiessinger et P.-L. Marie attribuent aux petits lymphocytes le pouvoir lipasique. De plus, ils opposent le tissu hématopoiétique myéloïde qui produit le ferment protéolytique, étudié par Muller et Jochmann, au tissu lymphoïde, le foyer producteur de la lipase ou ferment lipolytique.

Une lipase a été découverte dans le sérum sanguin par Hanriot. Elle peut provenir du tissu lymphoïde où l'on a tant recherché la présence de l'alexine. Il est possible qu'elle joue un rôle important dans l'hématolyse. Disons dès maintenant, qu'à notre avis, le pouvoir alexique des sérums résulte de cette substance. Mais le mécanisme de son action ne sera expliqué que dans la suite.

Avant de terminer l'exposition des recherches faites à propos de l'alexine, signalons la discussion se rapportant à l'unicité ou la pluralité des alexines.

Ehrlich et ses élèves croient pouvoir admettre qu'il existe plusieurs alexines dans un même sérum. Bordet a soutenu et prouvé qu'il y avait dans un même sérum une seule alexine. Bordet et Gengou ont démontré qu'une quantité suffisante de globules rouges sensibilisés neutralise toujours, dans n'importe quel milieu, la totalité de l'alexine. Cette expérience a conduit ces auteurs à la découverte de la méthode, si féconde en résultats pratiques, connue sous le nom de réaction de fixation, qui fournit un argument très solide en faveur de l'unicité de cette substance.

Bordet a montré que des globules rouges imprégnés par la sensibilisatrice, sont très avides d'alexine Etudions maintenant cette sensibilisatrice.

La sensibilisatrice ou ambocepteur.

La sensibilisatrice est une substance spécifique, et nous verrons que son action est limitée à une seule espèce de globules rouges.

Ses caractères physiques et chimiques sont les suivants : elle résiste à la température de 58°, alors que l'alexine du sérum disparaît ; elle s'altère aux environs de 65°. Dissoute dans le plasma, elle persiste pour ainsi dire indéfiniment dans le sérum stérile.

La sensibilisatrice précipite par l'alcool.

Nous caractériserons la sensibilisatrice par deux propriétés essentielles :

1° *La spécificité,* d'où résulte son affinité élective. La sensibilisatrice se fixe sur les éléments sensibles d'une manière définitive. Si l'on ajoute, par exemple,une sensibilisatrice aux globules rouges qui ont servi à la créer, il y a fixation véritable, telle que des lavages consécutifs ne sauraient l'entraîner. Aussi, un animal qui a été injecté avec plusieurs espèces globulaires, possède dans son sérum, les sensibilisatrices spécifiques de ces diverses espèces. On peut les en extraire les unes après les autres, en ajoutant successivement au sang, les diverses espèces de globules injectés. Les globules A fixeront la seule sensibilisatrice A ; les globules B, la seule sensibilisatrice B.

2° La seconde propriété essentielle de la sensibilisatrice est la *facilité de sa fixation* sur les éléments sensibles. Elle se fixe sur eux dans des conditions multiples où l'alexine ne peut les pénétrer : elle est absorbée à 0°, dans les milieux sucrés isotoniques, dans les solutions salines hypertoniques.

Dans certains cas, les globules peuvent absorber plus de cent fois la quantité de sensibilisatrice suffisant strictement à l'hématolyse totale. D'après Arrhenius, la sensibilisatrice absorbée par le globule serait simplement dissoute dans celui-ci. Mais, en raison de sa solubilité plus grande dans les globules (et de la grandeur moléculaire plus élevée), la concentration par unité de volume serait, dans ces derniers, beaucoup plus considérable.

La sensibilisatrice est donc identifiée surtout par son caractère spécifique. Pour se conformer à l'interprétation stricte des faits, disons que le sérum d'un animal ne peut être sensibilisateur que pour la ou les variétés de globules rouges détruits dans son organisme. Dès lors, l'expression de substance sensibilisatrice ne sera justifiée que dans deux conditions : 1° chez un animal non préparé, sensibilisatrice pour ses propres globules rouges ou les globules rouges des animaux de son espèce (auto et iso-sensibilisatrice) ; 2° chez un animal préparé, sensibilisatrice pour la variété des globules rouges injectés (hétéro-sensibilisatrice). Il faut savoir que ces trois termes : auto,iso et hétéro-sensibilisatrice désignent une seule substance, de même constitution chimique, et de même valeur physiologique. Ces préfixes s'appliquent moins à la substance elle-même qu'à son origine première. Il vaudrait mieux la dénommer sensibilisatrice autochtone ou autotopique,isotopique et hétérotopique. Retenons donc que seule l'origine diffère, mais non la substance et son mode d'action.

1° **Auto-sensibilisatrice.** — Théoriquement, il doit être impossible de mettre en évidence l'existence d'une auto-sensibilisatrice. Nous avons vu, en effet, qu'une sensibilisatrice mise en contact avec les globules rouges appropriés, se fixe immédiatement et définitivement sur eux. Par conséquent, dans le système circulatoire, où se détruisent et naissent constamment des hématies, la sensibilisatrice engendrée doit se trouver au fur et à mesure consommée.

Il faut supposer que celle qui naît aux dépens des hématies mourantes, sert à sensibiliser les hématies naissantes. En vertu de l'affinité si grande des hématies pour cette substance spécifique, il est certain que celle-ci ne peut s'accumuler dans le plasma et y demeurer à l'état latent. Son contact incessant avec la substance qui la neutralise fait que si elle naît c'est pour disparaître aussitôt. Pour prouver cette constante appétence des globules rouges pour la sensibilisatrice autochtone, il suffit d'injecter un sérum sensibilisateur artificiel à un animal ou bien d'ajouter ce sérum aux hématies extraites des vaisseaux. On voit aussitôt la sensibilisatrice se fixer sur les hématies et l'hématolyse se produire. Ceci démontre que le système circulatoire contient toujours des hématies aptes à être sensibilisées ; il est donc certain que la sensibilisatrice autochtone ne pourra jamais rester extra-globulaire, puisqu'elle naît au milieu d'hématies dont la capacité de fixation n'est jamais satisfaite. De plus, comme ces hématies nagent dans un liquide où se produit toujours de la sensibilisatrice, on peut dire que les hématies sont plus ou moins sensibilisées. Toutes les expériences dans lesquelles on parle de sensibilisation des hématies impliquent l'idée d'une hypersensibilisation, une sensibilisation physiologique, plus ou moins prononcée, résultant de la vie et de là mort hématiques elles-mêmes.

Si la conception précédente est vraie, on comprend que l'existence de l'auto-sensibilisatrice libre est douteuse, et qu'il est impossible de la mettre en évidence par l'expérimentation *in vitro*.

Puisque toute sensibilisatrice est immédiatement et définitivement fixée sur les globules rouges appropriés, cette substance ne doit pas se comporter comme un antigène. Corps spécifique, aussitôt neutralisé par sa combinaison constante, facile et nécessaire avec l'hématie, il ne semble pas *à priori* que l'organisme doive la neutraliser par un anticorps. Autant cette neutralisation est nette et générale, quand il s'agit de toxines, à action non spécifique et directement nocive, autant une antisensibilisatrice paraît difficile à concevoir.

Cependant, certains auteurs pensent avoir établi l'existence d'une antisensibilisatrice qui neutraliserait la sensibilisatrice normale. Nous verrons, par la suite, qu'il ne s'agit pas d'une antisensibilisatrice, mais d'une antitoxine hématique.

2° **Iso-sensibilisatrice.** — On entend par iso-sensibilisatrice, une sensibilisatrice qui manifeste son action, non sur les hématies dont elle dérive directement, mais sur les hématies de l'espèce animale identique.

Pour la mettre en évidence par l'expérience, il faut admettre qu'il est possible d'obtenir préalablement une auto-sensibilisatrice à l'état de liberté dans le sérum. Nous avons vu que cela est impossible. L'iso-sensibilisatrice ne serait en effet que l'auto-sensibilisatrice, supposée libre et active, non pour ses propres globules rouges, mais pour les globules rouges d'autres individus de la même espèce.

Par conséquent, les iso-lysines décrites par de nombreux auteurs ne sont pas, à notre avis, des iso-sensibilisatrices. Nous dirons plus tard l'interprétation qu'il faut leur donner. En tout cas, retenons ce fait fondamental, à savoir que l'existence, à l'état normal, des auto et des iso-sensibilisatrices libres n'a pu et ne peut être établie. Par contre, la démonstration de l'existence des hétéro-sensibilisatrices, à l'état libre, se fait à coup sûr.

3° **Hétéro-sensibilisatrice.** — L'hétéro-sensibilisatrice ou sensibilisatrice hétérotopique est la sensibilisatrice que l'on trouve en solution dans le sang d'un animal injecté avec des globules rouges d'une espèce étrangère.

S'il est impossible de déceler l'auto ou iso-sensibilisatrice en solution dans le sérum, l'hétéro-sensibilisatrice doit toujours rester libre dans le sérum et se laisser dévoiler dans les conditions voulues. Le fait a été unanimement vérifié. Il montre, inversement aux cas précédents, que l'hétéro-sensib ilatrice s'accumule et demeure à l'état latent, dissoute dans le sérum. Aussi, l'hétéro-sensibilisatrice ne manque jamais de se produire, après injection de globules d'une autre variété, et de sensibiliser à coup sûr et sans exception,dans les expériences, les hématies appropriées.

Cela prouve encore que la sensibilisatrice est une substance rigoureusement spécifique. Dans le cas contraire, on aurait constaté dans beaucoup de cas, l'impuissance à obtenir un sérum hématolytique préparé, c'est-à-dire une sensibilisatrice libre.

Si la sensibilisatrice humaine, par exemple, pouvait être absorbée par des globules de lapin, on devrait échouer souvent, sinon toujours, dans l'obtention chez le lapin d'une sensibilisatrice humaine. Or, en injectant à cet animal des globules rouges humains, on trouve constamment et sans exception, une sensibilisatrice humaine, libre dans le sérum. Cela serait impossible, si cette sensibilisatrice pouvait se fixer au fur et à mesure de sa production sur les globules du lapin. Ce qui montre bien l'étroite spécificité de la sensibilisatrice,c'est qu'on n'a jamais signalé son absorption par les globules d'une autre variété : inutilisée par un organisme auquel elle est étrangère et dissoute dans son sang, elle se comporte toujours,envers lui et envers ses globules rouges,comme le produit le plus inoffensif et le plus indifférent.

Malheureusement, bien que tous les faits démontrent cette étroite spécificité des sensibilisatrices, les auteurs n'en ont nullement tenu compte dans leur explication des phénomènes de l'hématolyse. La plupart des sérums naturels contenant une ou plusieurs substances nocives pour les hématies d'une autre espèce animale, cette substance nocive a été comparée dans son mode d'action à la sensibilisatrice spécifique et identifiée avec elle. Ehrlich et Morgenroth ont ainsi supposé la présence de sensibilisatrice ou ambocepteur dans tous les sérums normaux. Sachs surtout s'est fait le champion de cette théorie. Nous voyons dès maintenant que ces substances ne peuvent être des sensibilisatrices, et correspondent indiscutablement à d'autres corps. Elles ne possèdent pas les deux grands caractères qui définissent la sensibilisatrice : 1° elles ne sont pas spécifiques ; 2° elles ne se fixent pas ou se fixent mal sur les hématies à la température de 0°.

Mais avant de passer à l'étude de ces substances hématolytiques particulières des sérums, nous devons nous demander si la sensibilisatrice est préformée dans le globule rouge ou s'il existe un corps aux dépens duquel est élaborée cette sensibilisatrice.

L'hémoglobine, la cholestérine, la lécithine, substances constitutives du globule rouge, injectées isolément, ne donnent pas naissance à une sensibilisatrice spécifique. De plus, si à une solution de ces substances, on ajoute des globules rouges et leur sensibilisatrice spécifique, cette dernière se fixe seulement sur les globules. Cette expérience montre que l'affinité de la sensibilisatrice n'existe pas pour tous les constituants du globule rouge lui-même, qu'il ne faut pas voir dans la fixation de la sensibilisatrice, une attraction pour le corps hématique dans son ensemble, mais bien pour une substance déterminée du globule. Il était donc très important de chercher à isoler les substances génératrice et fixatrice de sensibilisatrice, pour pouvoir étudier d'une façon plus précise les réactions biologiques de l'hématolyse.

C'est ce qu'ont tenté Bang et Forssmann. Par de patientes

recherches, ils pensent avoir isolé des globules rouges la substance qui donne naissance à la sensibilisatrice et l'ont dénommée lysinogène. Pour faire correspondre les termes, nous la désignerons plutôt sous le nom de sensibilisogène. Ces auteurs prétendent également avoir retiré du stroma globulaire la substance qui fixe la sensibilisatrice et qui ne serait pas le sensibilisogène : substance fixatrice. Enfin, l'alexine qui crée l'hématolyse, après action de la sensibilisatrice, ne se fixerait pas aux deux substances précédentes, mais à une troisième substance : substance neutralisante.

Bang et Forssmann pensent être arrivés à la notion de ces différentes substances, en partant d'extraits éthérés de stromas globulaires. Pour eux, le sensibilisogène serait soluble dans l'éther, tandis que la substance fixatrice serait détruite par l'éther. Ils prétendent avoir retiré la substance neutralisant l'alexine en faisant agir l'acétone sur un extrait benzénique de globules rouges.

D'après Bang et Forssmann, l'action d'un sérum hématolytique préparé suppose la mise en jeu, l'hémoglobine mise à part, d'au moins cinq corps différents : outre les deux substances contenues dans le sérum sanguin, l'alexine et la sensibilisatrice, il existerait trois autres substances réagissantes, incluses dans le stroma hématique. Ces dernières seraient : 1° le sensibilisogène, qui donne la sensibilisatrice ;

2° La substance fixatrice, avec laquelle se combine la sensibilisatrice ;

3° La substance neutralisante qui fixe l'alexine.

Les faits avancés par Bang et Forssmann n'ont pas été absolument confirmés. Landsteiner et von Eisler ont constaté que les lipoïdes (extrait éthéré des hématies), fixent les substances hématolytiques, mais que ce pouvoir fixateur est beaucoup plus faible que celui de la quantité équivalente d'hématies. Ils en concluent que les substances sur lesquelles les hématolysines se fixent dans le globule intact sont des composés des lipoïdes avec les protéides.

Mais toutes ces expériences, en apparence très scientifiques, fondées sur l'analyse bio-chimique du globule rouge, restent aujourd'hui encore, pour l'explication des phénomènes hématolytiques, inférieures à l'analyse biologique pure.

En effet, toutes ces substances hématiques que l'on peut isoler par l'action de l'éther, du benzol, de l'acétone, etc..., n'ont pas été définies chimiquement. Takaki a essayé de faire l'analyse centésimale du sensibilisogène de Bang et Forssmann. Il arrive à la conclusion qu'on ne peut le considérer comme une substance pure et que sa composition varie avec son mode de préparation. Dès lors, pour individualiser les différents extraits, il faut recourir à l'injection aux animaux, c'est-à-dire à l'analyse biologique.

Puisqu'il s'agit d'un mélange de corps plus ou moins variés, et non de substances bien individualisées, la question est aussi délicate à trancher avec un extrait qu'avec le globule rouge tout entier.

Il ressort des recherches de Bang et Forssmann qu'un extrait éthéré est un composé de substances multiples. Certaines même peuvent être détruites, d'autres peut-être plus ou moins altérées et modifiées, etc. La question reste donc très complexe. En tout cas, il résulte nettement de leurs expériences, que l'injection à un animal de l'extrait éthéré de globules rouges, fournit une sensibilisatrice spécifique. Mais Bang et Forssmann injectent aux animaux une émulsion des lipoïdes après évaporation de l'éther. Dans ces conditions, tous les lipoïdes de l'extrait (cholestérine, lécithine, etc.) peuvent, en passant de l'état de solution à l'état de précipitation, retrouver les mêmes rapports et les mêmes affinités que dans le globule intact.

Aussi, il n'est pas besoin de supposer l'existence d'un sensibilisogène. La sensibilisatrice, encore fixée ou non solubilisée dans l'extrait, ne présente aucune de ses propriétés. Nous la désignerons à l'avenir, dans cet état indifférent, sous le nom de sensibilisatrice virtuelle.

Si l'extrait éthéré contient toutes les substances spécifiques du globule, non isolées et non libérées des corps dont elles sont solidaires, cet extrait, injecté dans un organisme, pourra exiger un travail de dissociation égal à celui qui est nécessaire pour le stroma tout entier.

Toutes ces notions trouveront un appui précieux quand nous étudierons l'architecture du globule rouge.

La toxine hématique ou hématotoxine.

A côté des deux substances hématolytiques bien connues, l'alexine et la sensibilisatrice, il en est une troisième encore ignorée et dont, à notre avis, il est nécessaire de bien connaître la nature et le mode d'action : c'est la toxine hématique ou hématotoxine. Cette substance n'est pas nettement classée, ni décrite dans les études même récentes, sur l'hématie ou sur l'hématolyse. Nous allons cependant être amené à lui accorder une place aussi importante qu'à l'alexine et la sensibilisatrice, dans le mécanisme de l'hématolyse par les sérums. Pas plus que l'alexine ou la sensibilisatrice, elle n'est isolée chimiquement. Mais si nous montrons biologiquement l'action toxique d'une substance globulaire, nous en déduirons l'existence d'une hématotoxine, de même que la seule constatation d'effets sensibilisants a fait prétendre à l'existence d'une sensibilisatrice.

Depuis longtemps on admet que les globules rouges contiennent des substances toxiques. Au cours d'injections de sang étranger à un animal, on peut observer des accidents nombreux : chute de la pression artérielle, dyspnée et polypnée, narcose et coma, finalement mort de l'animal. Ces accidents graves constatés chez l'homme, avaient été attribués en partie, par Panum, Ponfick, Hayem, Landois, à la dissolution des hématies par le sang transfusé.

Inversement,quand on injecte,au lieu de sérum,les globules d'un animal d'une espèce à un animal d'une autre espèce, il se produit une action toxique, si l'animal injecté détruit rapidement ces hématies étrangères. On observe donc une toxicité d'origine hématique, dans deux conditions différentes : soit que l'animal détruise rapidement ses propres globules, soit qu'il détruise rapidement des globules rouges étrangers.

Il faut connaître avec détails, ces hématolyses rapides et massives, à action toxique. Elles sont d'ordre expérimental ou pathologique.

1° **Hématolyse expérimentale par injection de globules rouges étrangers.** — Dans une série d'expériences, Battelli et Mioni ont établi que, d'une façon générale, quand des globules injectés chez un animal sont rapidement hématolysés par le sérum de cet animal,ils mettent en liberté par leur destruction, une ou plusieurs substances qui provoquent, outre la chute de la pression artérielle et l'incoagulabilité du sang, une leucopénie suivie d'une hyperleucocytose. Ces auteurs font remarquer avec raison que ces substances contenues dans les globules sanguins agissent d'une manière analogue à la peptone. Nous pouvons ajouter que cette action est comparable à celle des substances toxiques que l'on a considérées comme créant l'état anaphylactique.

Battelli et Mioni ont publié les faits suivants se rapportant à la leucopénie et la leucocytose. Après deux injections, chez un chien à jeun, de 60 centimètres cubes chacune d'une émulsion de globules de mouton, le nombre des leucocytes est calculé pour un millimètre cube de sang :

Injections et prises de sang	Polynucléaires	Mononucléaires	Total des leucocytes
9 h. 45 Avant l'injection.	7.200	2.400	9.600
9 h. 45 1re injection . .	»	»	»
10 h. 5 Prise de sang. .	460	790	1.250
10 h. 10 — . .	250	600	850
10 h. 20 Prise de sang . .	290	720	910
2 h. 20 — . .	29.300	9.100	38.400
2 h. 20 Seconde injection.	»	»	»
2 h. 25 Prise de sang . .	700	3.400	4.200
2 h. 40 — . .	780	5.100	5 900

Les accidents toxiques qui se produisent dans ces expériences ont pu être imputés à la libération rapide des sels de potasse des globules rouges. Mais il est des cas où cette action ne saurait être invoquée, parce que les globules rouges hématolysés sont peu riches en potasse. C'est ce que prouvent une série d'expériences de Lefmann.

Cet auteur a constaté que les globules de chien sont toxiques pour le lapin. Il a vu que les produits de laquage dans l'eau distillée des globules de chien, c'est-à-dire l'hémoglobine et les sels contenus dans ces globules, sont inoffensifs pour le lapin. L'injection des stromas globulaires seuls reproduit exactement le tableau de l'intoxication par le sang total hématolysé, à savoir : une chute de pression rapide et la mort par une dose suffisante.

Ce fait prouve que la substance toxique est adhérente aux stromas, et non solubilisée dans l'hématolyse par l'eau pure. Lefmann a cherché à l'extraire des globules rouges. Il a constaté que la substance toxique n'était soluble ni dans l'alcool, ni dans le chloroforme, mais dans l'éther. En raison de ce fait, il admet que cette substance toxique est de la catégorie des substances grasses.

2° **Hématolyse expérimentale par injection de sérums étrangers.** — L'étude des sérums hématolytiques n'a été bien faite que lorsqu'on s'est adressé à des sérums préparés, contenant une sensibilisatrice spécifique. Injectés à dose suffisante, ils entraînent toujours une action toxique, à la base de laquelle on constate une hématolyse considérable. Belfanti et Carbone ont observé qu'un sérum étranger détermine la mort de l'animal lorsqu'on lui en injecte une quantité suffisante dans les veines ou sous la peau.

Cantacuzène a injecté dans la veine de l'oreille d'un lapin, 15 centimètres cubes d'un sérum de cobaye préparé. L'animal, au bout de quelques secondes, tombe, présente des mouvements cloniques violents, des phénomènes de dyspnée et de cyanose aiguës, pousse quelques cris et meurt au bout de 1 à 2 minutes.

Dans ces cas de mort rapide, il est difficile de faire la part des accidents toxiques et des désordres circulatoires proprement dits. Pour apprécier ces phénomènes, il vaut mieux injecter des doses compatibles avec la vie de l'animal.

Nous avons injecté 2 centimètres cubes d'un sérum préparé de lapin, dans une veine de l'oreille d'un chien. Un quart d'heure après l'injection, le chien est pris de tressaillements musculaires, de frisson, avec état d'accablement et d'instabilité qui le fait se déplacer continuellement. Il y a du refroidissement périphérique. Ces phénomènes s'atténuent graduellement. Le chien ayant continué à vivre, nous avons étudié les modifications sanguines. Le tableau suivant résume les constatations faites :

DATES	HÉMATIES	LEUCOCYTES	POLYNUCLÉAIRES neutrophiles	MONONUCLÉAIRES	LYMPHOCYTES	ÉOSINOPHILES	HÉMATIES nucléées	RÉACTION DE GMELIN	
								SÉRUM	URINES
Avant l'injection.									
15 janvier.	5.482.500	11.100	»	»	»	»	»	»	»
25 —	5.840.400	9.300	74,83	21,76	3,40	»	»	Négative.	Négative.
Injection sous-cutanée de 2 c. c. de sérum hémolytique, le 25 janvier 1905.									
26 janvier.	4.950.900	5.700	11,23	54,12	3,60	1,03	»	Très légère.	Très légère.
Injection intra-veineuse (oreille) de 2 c. c. de sérum hémolytique, le 26 janvier ; 3 heures après, urines jaunes avec très légère réaction de Gmelin.									
27 janvier.	3.940.000	3.600	67,34	29,10	0,34	1,71	1,36	Très forte.	Très forte.
28 — .	4 069.800	18.300	67,79	27,79	0,67	2,03	1,68		Forte.
29 — .	3.630.800	9.600	65,57	27,54	0,65	2,95	3,27	Forte.	Forte
31 — .	4.969.800	21.000	72,91	21,35	0.78	0,78	4,16		Forte.
2 février..	4.320.000	19.800	60,91	31,97	0,50	1,01	5,58	Légère.	Légère.
3 — .	3.609.900	28.200	72,35	20,15	0,51	1,29	5,68		Très légère.
4 — .	4 560.000	28.500	61,47	32,37	0,81	1,24	4,09	Légère.	Moyenne.
5 — .	3.939.900	14.700	75,75	20,60	1,51		2,11		Très légère.
8 — .	3.750.000	13.000	71	24,70		2,90	1,40		»
13 — .	4.219.800	7.800	63,32	33,91	0,56	1,98	1,13		Très légère.
16 — .	4.500.000	11.700	65,14	29,96	0,32	0,97	3,58		Légère.
19 — .	4.819 800	10.200	74,13	24,47	0,69	0,35	0,35	Légère.	Légère.
22 — .	5.649.900	8.400	69,56	28,26		1,29	0,86		Moyenne.
25 — .	5.730.000	7.800	63,61	34,09	0,25	1,27	0,76		Moyenne.
28 — .	6.555.000	10.500	65,38	28,84	0,76	3,84	1,15		Très légère.
8 mars...	7.780 000	6.900	71,64	25,97		1,48	0,89		Légère.
13 —	7.599.900	4.500	70,48	26 87	2,20	0,44			Très légère.
17 avril....	6.399.900	6.600	72,91	25,34	0,69		1,04	Négative.	Négative.
1 juillet..	5.946 950	8.400	74,49	24,36	0,24	0,90			Négative.
30 décemb.	6.289.800	10.800	84,90	12,73	0,47	1,89		Négative.	Négative.

Il est facile de voir que l'injection sous-cutanée de 2 centimètres cubes de sérum préparé sous la peau, et vingt-quatre heures après, l'injection intra-veineuse de 2 centimètres cubes, ont produit une forte hématolyse. Elle se traduit sur le tableau par une diminution des globules rouges, de 5.840.400 à 3.940.000 avec une forte pigmentation du sérum sanguin par la bilirubine. Ici, ce n'est pas l'hémoglobine, mais le pigment dérivé, qui trahit la mort des globules.

Dans le même temps, les globules blancs tombent de 9.300 à 3.600, le plus bas des chiffres constatés au cours des numérations. Mais, à cette hypoleucocytose, succède, dans les vingt-quatre heures, une hyperleucocytose qui se maintient ensuite pendant sept jours au-dessus de 15.000 globules blancs par millimètre cube et s'élève jusqu'à 28.500 par millimètre cube.

Cantacuzène a étudié de même, le sang, après injection de sérum hématolytique. Un lapin reçoit dans la veine 2-3 centimètres cubes de sérum de cobaye préparé. Il se produit une diminution presque immédiate du nombre des hématies ; au bout d'une heure ce nombre a baissé déjà de 1.500.000 ; trente six heures après, leur nombre a passé de 6 millions à 600.000 pour tomber à 300.000 au bout de quarante-huit heures. Les 19/20 des globules sont de la sorte détruits. Dans la suite, la réparation se produit, et une semaine après l'injection, les hématies adultes remontent au chiffre de 2.500.000. Au bout de six semaines environ, le processus de réparation est terminé ; le sang a repris sensiblement ses caractères normaux.

Cantacuzène ne signale pas d'hypoleucocytose initiale. Il dit au contraire que le chiffre des leucocytes s'élève dès le début de 6.300 à 9.000 par millimètre cube. En outre, la proportion des polynucléaires augmente considérablement ; elle atteint son maximum vers le moment où les hématies sont à leur minimum ; ces éléments représentent à ce moment 80 0/0 (au lieu de 55 0/0) du nombre total de leucocytes. Ils se maintiennent à ce taux élevé pendant une quinzaine de jours environ, puis diminuent lentement.

3° **Hématolyse pathologique par maladie du sérum.** — Dans l'auto-hématolyse pathologique par maladie du sérum, nous allons retrouver les mêmes processus fondamentaux que l'hématolyse expérimentale nous a montrés, en particulier l'action toxique, qui se manifeste également, si l'hématolyse est rapide et massive.

La maladie qui réalise le mieux ce genre d'hématolyse est l'hémoglobinurie essentielle paroxystique *a frigore*.

Voici les résultats d'un accès, après refroidissement de quinze à vingt minutes,en moyenne. Si l'hématolyse est considérable, le malade éprouve, une demi-heure environ après l'exposition au froid, un frisson violent comparable à celui de la pneumonie ; il est accompagné d'un sentiment de grand malaise et de lassitude, avec douleurs dans le dos, au niveau de la région lombaire et jusque dans les cuisses.

La face est pâle, les lèvres cyanosées, la température périphérique abaissée, puis il y a élévation plus ou moins forte de la température. Souvent, de la céphalée se montre avec état semi-vertigineux.

Les sensations de lassitude et de courbature subsistent, alors que la plupart des autres signes ont depuis longtemps disparu.

Au cours de semblables accès ou à leur suite on peut constater sur la peau, des taches purpuriques, des ecchymoses, de l'urticaire, de l'œdème aigu de la peau, des arthropathies.

L'ictère est parfois très marqué dans les jours qui suivent, ainsi que l'augmentation de volume du foie et de la rate, de telle sorte que du seul fait de l'hématolyse, les sujets restent malades plusieurs jours encore après la fin de la crise, et ont une convalescence parfois fort longue.

Au contraire, aux accès légers correspond une hématolyse peu importante et les phénomènes d'intoxication proprement dits sont très atténués ou absents.

Si l'on examine le sang au moment du frisson, le sérum recueilli est plus ou moins rouge, ce qui indique que le frisson est contemporain de l'hématolyse elle-même. A ce moment, il y a diminution du nombre des globules rouges et des globules blancs. S'il n'y a pas toujours hypoleucocytose, il y a tout au moins diminution de la résistance leucocytaire (Achard et Feuillié). Dans la suite, les leucocytes augmentent de nombre.

Nous retrouvons en somme les mêmes symptômes que dans les agressions toxiques les moins indiscutables, telles que le début de la pneumonie, de l'accès paludéen, etc. Il est impossible d'admettre que ces phénomènes : frisson toxique, hypoleucocytose initiale, hyperleucocytose consécutive, hyperthermie, résultent directement de l'action de la substance nocive qui impressionne à froid les hématies. Ces symptômes n'apparaissent pas pendant la phase d'activité de cette substance ; ils sont contemporains de l'hématolyse, de la destruction hématique elle-même. On voit que ce processus toxique pathologique se superpose tout à fait au processus hématolytique expérimental, dans lequel les accidents n'éclatent également qu'au moment de la destruction hématique.

La concordance des phénomènes va encore plus loin. En effet, tout comme chez le chien et le lapin, injectés avec du sérum hématolytique, il faut admettre que la substance toxique mise en liberté par les globules rouges vient exagérer le processus hématolytique primitif, mis en œuvre par l'action du froid. Mais,comme il est impossible de baser cette opinion sur l'action auto-globulicide de la toxine hématique,dans l'hémoglobinurie paroxystique essentielle,sur des arguments irréfutables, nous ne nous y attarderons pas. Toutefois, J. Camus a montré que « l'élimination de l'hémoglobine mise en liberté se fait par le rein, quand la destruction rapide des globules rouges correspond au moins à 1 p. 57 de la masse totale du sang. » C'est donc une destruction considérable d'hématies qui est nécessaire, et si l'on tient compte qu'elle doit se produire rapidement, on ne peut chercher que dans une cause particulièrement nocive et toxique pour les hématies, la raison d'être d'une hématolyse si soudaine et si massive. On a constaté, dans un accès, la destruction de 1/9 des hématies (Vaquez et Marcano).

Il ressort de ces faits expérimentaux et cliniques que la toxine hématique exerce sans doute une forte action autohématolytique. Pour l'affirmer, il est nécessaire de le démontrer. Voici une expérience qui, à notre avis, le prouve.

1. Des globules rouges humains sensibilisés sont centrifugés et lavés plusieurs fois dans l'eau physiologique.

2. On ajoute une quantité de sérum humain suffisante pour produire l'hématolyse.

3. Des globules rouges humains normaux sont alors ajoutés au liquide rouge chauffé préalablement à 56°, mais un tube A est placé à l'étuve à 37°, et un tube B est placé dans la glace (pendant une demi-heure).

4. Les globules rouges ajoutés dans les deux tubes sont ensuite centrifugés et lavés avec de l'eau physiologique. L'addition de sérum humain détermine une hématolyse complète dans A, nulle ou presque nulle dans B.

L'hématolyse, dans cette expérience, est due, pour Morgenroth et pour Muir, à la réversibilité de la sensibilisatrice. Pour ces auteurs, qui ont réalisé une expérience à peu près comparable, les hématies saturées de sensibilisatrice abandonnent une partie de cette substance aux hématies normales qu'on ajoute en 3. Ils reconnaissent que cette réversibilité ne pourrait se faire ou se ferait plus difficilement à 0°. Ceci est contradictoire avec l'expérience d'Ehrlich et Morgenroth, montrant que la sensibilisatrice, insensible au froid, se fixe aux hématies à 0°. Il faudrait donc admettre, dans la conception de Morgenroth, que la sensibilisatrice qui a pénétré les hématies devient sensible à cette température, et change complètement sa manière d'être à l'influence thermique. Or, Morgenroth ne démontre pas que cette sensibilisatrice se transforme, qu'accumulée dans l'hématie elle peut en sortir facilement et que sa nature se modifie.

Nous ne pensons donc pas que la sensibilisatrice est en jeu dans la production de cette hématolyse. Nous avons affaire à la toxine hématique qui tire de cette expérience un nouvel élément de différenciation, à savoir sa difficulté de pénétration des hématies à 0°, cette pénétration étant au contraire favorisée par la chaleur, phénomène commun d'ailleurs, à toutes les substances toxiques d'origine cellulaire.

Enfin, si, dans le tube 2, on ajoute beaucoup de sérum, le liquide rouge obtenu perd le pouvoir d'impressionner les globules humains. Il y a donc neutralisation de la substance toxique par ce sérum. Ce dernier contient une antitoxine spécifique, car un sérum étranger, dans les mêmes conditions d'expérience, ne la neutralise pas.

La toxine hématique tire donc son individualité des trois ordres de phénomènes constatés : phénomènes cliniques, intoxication hématolytique et destructions cellulaires (hématies et leucocytes) ; phénomènes physico-chimiques, imperméabilité des globules rouges, comme pour les autres toxines, à la température de 0°, et perméabilité accrue par la chaleur ; phénomène bio-chimique, coexistence d'une antitoxine spécifique.

La toxine humaine peut impressionner des hématies étrangères (cobaye, lapin), mais elle agit moins énergiquement que sur les globules humains.

De l'expérience rapportée et des faits observés, on doit conclure que les globules rouges contiennent une toxine à action cellulicide générale. Le pouvoir auto et iso-globulicide est plus prononcé que le pouvoir hétéro-globulicide.

Si un sérum ne détruit pas rapidement les globules rouges qu'il baigne, c'est que cette toxine est neutralisée par l'antitoxine spécifique, de telle façon que son action globulicide est entravée. Mais cette antitoxine ne protège pas contre la toxine, les globules rouges d'une espèce animale étrangère. Dès lors, elle peut pénétrer ces globules rouges, les léser et permettre l'action alexique.

Il résulte de tous ces faits que l'hématolyse par les sérums reconnaît, à notre avis, l'action de trois substances : 1° la sensibilisatrice ; 2° la toxine ; 3° l'alexine. Une hématie ne peut se détruire que si elle est sensibilisée, intoxiquée et alexinée.

La notion de l'intervention de la toxine hématique, que nous introduisons pour la première fois dans l'interprétation des phénomènes hématolytiques, nous semble primordiale. La toxine hématique englobe toutes les substances décrites sous le nom d'ambocepteurs ou sensibilisatrices des hématolysines naturelles. Nous avons vu que ces substances, admises et étudiées surtout par l'école d'Ehrlich, ne possèdent pas justement les propriétés fondamentales des véritables ambocepteurs ou sensibilisatrices : la spécificité, l'insensibilité au froid. Elles présentent au contraire celles des toxines cellulaires : la non-spécificité cellulicide, la sensibilité thermique, et la propriété de s'accompagner de l'apparition d'un anticorps ou antitoxine.

Nature de la toxine hématique. — La toxine hématique est caractérisée surtout par une action cytolytique, à spécificité relative. De plus, elle est nettement influencée dans cette action par la température : à 0°, son action est nulle, elle est très forte à 37°.

Ces caractères sont ceux des ferments. Comme elle détruit des cellules dont l'enveloppe est constituée par une matière protéique, nous l'assimilerons aux ferments protéolytiques, aux protéases. Un fait général des protéases est leur spécificité, spécificité d'ailleurs toute relative, car elles peuvent aussi, bien que plus lentement, dédoubler les albumines étrangères.

Nous désignerons donc, à l'avenir, la toxine hématique sous le nom de protéase hématique, quand nous envisagerons surtout sa fonction fermentative ou cytolytique. Nous appellerons exo-protéase, celle qui est libre dans le sérum, l'endo-protéase étant celle qui se trouve encore incluse dans le corps hématique.

L'antitoxine hématique spécifique (1).

Quand on injecte du sérum sanguin à un animal, il se produit dans le sang de ce dernier une substance protectrice pour les globules de l'animal qui a fourni le sérum injecté.

Le fait n'a rien de surprenant si l'on admet l'existence de la toxine hématique dans tous les sérums.

Sa neutralisation est en effet toute relative, et si elle est réalisée dans les sérums normaux, pour les globules rouges

(1) La notion de l'antihématotoxine est corrélative de celle de l'hématotoxine. Certains auteurs ont employé souvent la dénomination de sérum antitoxique, mais depuis la connaissance de l'alexine et de la sensibilisatrice, tous se sont ralliés à l'opinion que l'antitoxine avait la valeur soit d'une anti-alexine, soit d'une anti-sensibilisatrice. Aucun expérimentateur, à notre connaissance, n'a parlé dans les phénomènes de l'hématolyse d'une hématotoxine et d'une antihématotoxine vraies, indépendantes de l'alexine et de la sensibilisatrice.

baignés par ce sérum, elle ne l'est plus pour ceux d'une autre espèce animale. Ces derniers, étant sensibles à la toxine hématique solubilisée, plus ou moins nocive pour les éléments cellulaires, il en résulte, selon la règle générale constatée après injection de toxine, l'apparition d'une antitoxine.

L'expérience suivante, faite à peu près selon un protocole fixé par Bordet, le démontre.

1° Injectons à un lapin A le sérum d'un cobaye, sensibilisateur pour les globules rouges de lapin ; injectons à un autre lapin B le sérum d'un cobaye normal. On obtient, après deux ou trois semaines, chez les animaux précédents, un antisérum.

2° A des hématies de lapin ayant fixé une sensibilisatrice de cobaye, ajoutons dans un tube le sérum chauffé du lapin A, et dans un autre tube le sérum chauffé du lapin B.

3° Après action suffisante, lavons les hématies et ajoutons de l'alexine aux deux tubes ; l'hématolyse ne se produit dans aucun des tubes.

Bordet explique le fait en admettant que les globules se sont chargés d'antisensibilisatrice aussi bien avec le sérum du lapin A qu'avec le sérum du lapin B. Cependant, le lapin A seul, a reçu de la sensibilisatrice spécifique. Bordet a donc été obligé d'admettre, et tous les auteurs ont accepté l'interprétation, que tous les sérums, préparés ou non, contiennent en solution des sensibilisatrices bâties sur un type commun, de sorte que la substance antagoniste de n'importe laquelle d'entre elles, peut réagir sur toutes les autres.

Nous savons que cette explication est absolument incompatible avec les faits démontrant l'affinité et la spécificité de la sensibilisatrice. Remarquons en effet que cette soi-disant antisensibilisatrice serait obtenue en injectant le sérum à n'importe quelle espèce animale étrangère. Très peu active ou même complètement inactive chez un animal d'une autre espèce, la sensibilisatrice engendrerait néanmoins une antisensibilisatrice d'une puissance extraordinaire, capable de neutraliser les sensibilisatrices les plus actives, les plus nocives. Or, répétons que les sensibilisatrices vraies, avec leur spécificité si grande, montrent que ce sont des substances n'ayant justement entre elles aucun caractère commun, qu'elles sont adaptées à la seule espèce cellulaire correspondante, à l'inverse des toxines dont la nocivité est très générale.

Notre explication du fait précédent sera donc différente. Ayant admis que le sérum injecté contient peu de sensibilisatrice et surtout une sensibilisatrice insolubilisée, nous ne dirons pas comme Bordet, Ehrlich et ses élèves, qu'il s'est créé dans l'organisme étranger une antisensibilisatrice. Encore une fois, on ne comprend pas pourquoi se produirait une réaction contre une substance indifférente. Disons que l'organisme, impressionné par le sérum étranger, a réagi de telle façon, que la toxine hématique contenue dans ce sérum disparaît, tandis que reste, à l'état libre, l'antitoxine spécifique.

Dans l'expérience précitée, qu'on injecte au lapin des sérums de cobaye, sensibilisateurs ou non, il y a toujours une même quantité de toxine hématique de cobaye dans les sérums, et finalement une quantité proportionnelle d'antitoxine chez le lapin. Cette antitoxine neutralise la toxine du sérum de cobaye, qu'il soit sensibilisateur ou non.

Mais tout sérum sensibilisateur permet à la toxine qu'il charrie de pénétrer les hématies ; par conséquent, les hématies sensibilisées sont du même coup intoxiquées. L'antitoxine n'agit seulement que sur la toxine absorbée, la sensibilisatrice fixée par le globule restant intacte.

Dans ces conditions, les hématies ne pourront plus supporter même le contact de leur sérum normal. Elles sont en effet devenues très perméables à leur propre toxine, et l'antitoxine est devenue impuissante à la maîtriser. L'alexine pénètre à la suite de la toxine et complète l'hématolyse. Voici l'expérience qui le prouve.

1. Mélangeons deux parties d'antisérum (chauffé à 56° pour détruire tout pouvoir alexique) à une partie de sérum hématolytique de cobaye frais.

2. Ajoutons ensuite des globules de lapin. Il n'y a pas d'hématolyse.

3. Additionnons le mélange d'une petite quantité de sérum frais de lapin neuf, l'hématolyse est rapide.

Bordet admet que le mélange contient un excès de matière sensibilisatrice mis en évidence par le sérum de lapin, et que l'antisérum neutralise l'alexine de cobaye que contient le sérum hématolytique frais. Pour nous, l'antisérum neutralise non pas l'alexine, mais la toxine de cobaye, nécessaire par sa fixation sur les globules à la pénétration de l'alexine. Mais la sensibilisatrice restant intacte, si l'on vient à ajouter du sérum de lapin, les hématies sensibilisées en absorbent la toxine (toxine de lapin non neutralisée par l'antitoxine de cobaye), puis l'alexine, d'où l'hématolyse. Avec notre conception de la toxine hématique nécessaire à l'hématolyse, l'alexine ne peut pénétrer une hématie qui n'est pas intoxiquée. Voilà pourquoi cette toxine hématique étant neutralisée, le phénomène alexique ne peut s'effectuer.

On voit ainsi la dépendance étroite des substances hématolytiques, l'une par rapport à l'autre, pour manifester leur action. Seule, la sensibilisatrice qui amorce le phénomène, agit d'une façon tout à fait indépendante. Aucun frein ne paralyse son action, qui est primordiale, puisque sans elle, il ne se produirait pas d'hématolyse et par suite pas de vie hématique. Nous constatons donc contre elle, le minimum d'entraves :

insensibilité thermique absolue, et surtout absence d'antisensibilisatrice. Il n'en est pas de même pour la toxine et l'alexine.

L'hématotoxine est essentiellement maîtrisée par l'antitoxine spécifique, mais cette neutralisation, comme nous l'avons vu, est toute relative. En effet, elle s'exerce sur une substance à affinité élective pour des éléments de fragilité très différente.

La neutralisation effective de la toxine a la valeur d'une moyenne, correspondant à une sensibilisation donnée des globules rouges. Si cette sensibilisation s'exagère, l'hématie devient tellement perméable à la toxine que l'antitoxine est insuffisante. Il existe certainement, dans le sang, des hématies en état de sensibilisation diverse. Les hématies à sensibilisation moyenne sont les plus nombreuses, tandis que les sensibilisations fortes ou faibles concernent un nombre moindre d'éléments. L'antitoxine neutralise suffisamment la toxine pour les hématies à sensibilisation moyenne et à plus forte raison à sensibilisation faible. Mais elle est impuissante à neutraliser la toxine qui rencontre des hématies à sensibilisation forte.

Ces dernières seront, dans le sang, les hématies les plus imprégnées de toxine. Sa pénétration est particulièrement facilitée par la température de 37°. C'est également l'optimum thermique pour l'absorption de l'alexine et son action. Par conséquent, l'hématie fortement sensibilisée et intoxiquée est, dans cet état, condamnée à subir l'atteinte alexique.

Il faut donc une préparation de l'hématie pour la fixation de l'alexine ; tant que les conditions de pénétration n'existent pas, l'alexine ne peut rien contre l'hématie. L'action de l'alexine étant subordonnée à un état hématique déterminé, cette substance n'a pas besoin d'être retenue par un frein extra-globulaire, et d'être neutralisée dans le sérum par une anti-alexine.

On a cru pouvoir démontrer l'existence dans les anti-sérums, d'anti-alexine, et plusieurs auteurs (Bordet, Ehrlich, Morgenroth) ont même insisté sur la facilité de production de cette substance. Mais on a constaté que dans les faits où l'on croyait à l'existence d'anti-alexine, il fallait admettre plutôt l'existence d'une déviation de cette alexine (Gengou, Moreschi, Gay, etc.) par des substances solubilisées dans les sérums.

Cette manière d'être des trois substances, concerne le sang normal. Il est facile de concevoir que cet équilibre peut être troublé de façon très diverse, ces substances variant en plus ou en moins, ou subissant des atteintes morbides qui les altèrent. De là, des modalités très diverses de leurs actions réciproques, sur lesquelles nous reviendrons avec l'étude de la pathologie du sang.

L'exagération de la sensibilisation permet à la toxine de se fixer sur un grand nombre d'hématies, d'où l'accentuation de l'hématolyse et par suite, surcharge hématotoxique du sérum, donnant lieu, comme nous le verrons, aux anémies graves. Dans ces états pathologiques, surtout dans les cas extrêmes, la plus grande partie des hématies se détruit et il ne reste plus que des hématies jeunes, peu ou pas sensibilisées, qui absorbent très mal la toxine non neutralisée. Mais vient-on à mettre en contact avec le sérum de ces malades, des hématies humaines normales, suffisamment sensibilisées, alors il se produit une hématolyse considérable par fixation de la toxine. On a dit que ces sérums étaient isolysinants et qu'ils contenaient des iso-sensibilisatrices. Nous avons montré qu'il était difficile de concevoir l'existence de ces iso-sensibilisatrices à l'état de solution dans le sérum. Disons maintenant qu'il s'agit en réalité d'iso-toxines. Dénommons donc iso-toxines, ces substances hématolytiques qu'Ehrlich et Morgenroth ont constaté en injectant du sang de chèvre à des chèvres. Différents auteurs ont également signalé, dans certains états pathologiques de l'homme, l'existence dans le sérum de propriétés isolytiques à l'égard des globules d'autres individus (Ascoli, Camus et Pagniez, Bezzola, Moreschi, Landsteiner et Leiner, Widal, Abrami et Brulé, Chauffard et Troisier, Chauffard et Vincent, etc...).

Il résulte des explications précédentes que si l'on injecte à un animal des hématies d'une autre espèce animale, la sensibilisatrice virtuelle, créée par l'hématie, devient une sensibilisatrice libre, solubilisée dans le sérum. Ces hématies contiennent aussi de la toxine hématique. Avec notre conception, cette toxine agissant sur les cellules de l'organisme étranger sera absorbée par elles et laissera comme trace de son action, une antitoxine spécifique. Mais cette antitoxine sera notoirement incapable d'empêcher l'hématolyse des hématies sensibilisées, parce que le sérum contient, outre la sensibilisatrice spécifique très active, son autotoxine hématique contre laquelle l'antitoxine de nature étrangère est totalement impuissante. Par conséquent, l'hématolyse ne peut être entravée par l'antitoxine spécifique qui est inactive contre l'antotoxine de ce sérum sensibilisateur.

Pour terminer l'étude de la toxine et de l'antitoxine hématiques, il faut se demander, comme pour la sensibilisatrice, si ces substances sont préformées dans le globule rouge. En ce qui concerne la toxine, la question n'a pas lieu d'être discutée : il est unanimement admis que les toxines sont préformées dans les corps cellulaires et manifestent leur action dès qu'elles sont solubilisées dans le milieu ambiant.

Il en est autrement pour l'antitoxine. S'il est une notion généralement admise et qui domine l'interprétation actuelle des réactions biologiques, c'est bien celle qui prétend que toute antitoxine est élaborée, façonnée par l'organisme qu'impressionne la toxine correspondante. L'antitoxine dérive de la toxine transformée ou de l'organisme intoxiqué.

Or, nous avons vu que l'action capitale de la toxine hématique sur les hématies, sur les leucocytes et toutes les cellules est toujours la même : la destruction. Cependant, un sérum hématolytique peut, à petites doses, entraîner de l'hypergenèse et se comporter comme une véritable substance excito-génétique. Mais son action excitatrice porte seulement sur la régénération hématique, et rien ne démontre la réaction d'un organe ou d'un élément cellulaire producteur d'antitoxine hématique spécifique.

De plus, comment se fait-il que les seules toxines cellulaires soient accompagnées d'antitoxines? Pourquoi les substances toxiques du règne minéral n'engendrent-elles pas d'antitoxines?

Tout nous engage à penser, comme pour la sensibilisatrice et pour la toxine, que l'antitoxine existe préformée dans le globule rouge. Le résultat de l'hématolyse est de la mettre en liberté. Elle suit la libération de la toxine et, grâce au conflit des deux substances solubilisées, la toxine est en partie neutralisée. Il faut admettre que celle-ci est solubilisée avant l'antitoxine. En effet, l'hématolyse serait impossible si ces substances étaient solubilisées au même instant, dans chaque globule, en particulier si l'antitoxine était libérée en même temps que la toxine. La première neutraliserait complètement la seconde, dont la fixation par l'hématie serait impossible.

Mais si l'antitoxine est solubilisée après la toxine, dans l'auto-hématolyse physiologique, la toxine trouve de l'antitoxine antérieurement solubilisée et est neutralisée en partie par elle. Aussi, le sérum est inoffensif pour la grande majorité des hématies et n'est destructeur que pour celles qui sont les plus fragiles, les plus fortement sensibilisées. C'est donc la sensibilisatrice qui est l'agent primordial de l'hématolyse physiologique, les autres substances, en particulier la toxine, possédant un minimum d'activité. Aussi, l'hématolyse normale est relativement lente.

Avec cette notion, on peut expliquer l'arrêt si rapide de l'hématolyse massive après que le phénomène est mis en mouvement. Nous avons vu que la toxine est essentiellement nocive pour ses propres globules. Quand la destruction a commencé, si rien ne l'arrêtait, la toxine des hématies mourantes se fixerait aux hématies encore vivantes, et ainsi de suite jusqu'à la dissolution presque totale des hématies intravasculaires. Il faut donc un frein pour arrêter la fixation de la toxine. Ce frein existe dans l'antitoxine préformée et libérée à la suite de la toxine. Après que cette dernière s'est fixée sur le globule et a manifesté ses effets destructeurs, une certaine quantité d'antitoxine solubilisée reste disponible. Il se produit une accumulation de l'antitoxine dans le sérum, en quantité proportionnelle à l'usure de la toxine qui réalise l'hématolyse. Mais il arrive un moment où l'antitoxine solubilisée est tellement abondante dans le sérum que toute la toxine libérée se trouve aussitôt neutralisée. A vrai dire, la puissance antitoxique ne peut se manifester que lorsque les hématies très sensibilisées sont toutes détruites. Insuffisance de sensibilisation, accumulation de l'antitoxine, voilà ce qui arrête le processus destructeur.

Dans les jours suivants, on observe un phénomène inverse à l'hypoglobulie déterminée par l'accès hématolytique ; on voit survenir souvent de l'hyperglobulie comme dans l'observation faite sur le chien, que nous avons rapportée plus haut, et dans les observations de Cantacuzène. Il est très probable qu'il s'est accumulé une telle dose d'antitoxine que la toxine hématique se trouve presque entièrement neutralisée pendant un certain temps. Dès lors l'hématolyse se ralentit. Mais la grande quantité de toxine charriée par le sérum, impuissante à détruire, est active pour la prolifération et la régénération hématique.

Nature de l'antitoxine hématique. — Elle découle de la nature de la toxine hématique. Si la toxine est une protéase hématique, comme nous l'avons admis, l'antitoxine n'est autre chose qu'une antiprotéase hématique spécifique.

Action excito-génétique spécifique (1).

L'hématolyse *in vivo* montre toujours, en même temps que l'action globulicide, une action rénovatrice.

Quand il se fait une destruction massive, s'il ne se produisait pas une régénération parallèle, il y aurait une anémie beaucoup plus prononcée que celle ordinairement constatée. Mais c'est surtout par les injections de petites quantités de sérum hématolytique qu'on met bien en évidence l'excitation de l'hématopoièse.

Voici les observations de Cautacuzène, après injection à un lapin sain d'une faible dose (1/25 c.c. par exemple) de sérum de cobaye préparé.

(1) Nous aurions pu, pour la genèse hématique, supposer l'existence d'une substance hémato-génétique. En effet, l'agglutination est réalisée par une agglutinine, la sensibilisation par une sensibilatrice, la protéolyse par une protéase (toxine), l'antiprotéolyse par une antiprotéase spécifique (antitoxine). Cependant, aucun fait ne permet à l'heure actuelle d'affirmer l'existence d'une substance spéciale hémato-génétique. Nous admettrons, selon l'opinion générale, que la toxine se comporte sur les cellules génératrices, comme un élément excitateur de la prolifération. Mais, comme on le verra dans la suite, cette action est, à notre avis, rigoureusement spécifique. Il est impossible à une toxine étrangère d'exciter l'hématie nucléée pour la régénération hématique.

Dès le lendemain, on constate une augmentation notable du nombre des hématies ; au bout de trois jours, leur chiffre a passé de 5.400.000 à 8.800.000. Pendant une semaine, le chiffre oscille entre 8 et 9 millions et redescend à la normale progressivement en trois semaines.

Constamment, l'on observe l'augmentation notable des polynucléaires qui passent de 58 0/0 à 77 0/0, et cela d'une façon assez durable.

Si l'on répète les injections à intervalles suffisamment espacés, on peut maintenir la richesse globulaire à un certain maximum pendant quelque temps (6 semaines dans deux observations), après quoi les titres globulaire et hémoglobique tombent progressivement à la normale.

Le sérum hématolytique constitue donc un stimulant spécifique de la fonction hématopoiétique, lorsqu'il est employé à doses suffisamment faibles. Carnot et Deflandre ont constaté aussi une action génétique très marquée, au cours de la régénération du sang, consécutive aux saignées.

Cette excitation de l'hématopoièse par les sérums a été généralement attribuée à une action directe des substances contenues dans le sérum sur les organes hématopoiétiques.

L'action hypergénétique des injections répétées de quantités minimes de sérum hématolytique peut être expliquée de la façon suivante. Quand on détruit un petit nombre de globules rouges dans le système circulatoire, la toxine émise est insuffisante pour créer une forte hématolyse ; en outre, elle est rapidement neutralisée par l'antitoxine, d'où pas d'action destructrice notable, pas d'anémie. Mais l'irritation de la toxine sur les organes hématopoiétiques aboutit à la création de la polyglobulie.

Les hématies détruites ne sont pas seules à exciter la régénération hématique. Le sérum hématolytique lui-même apporte sa contribution à la régénération, en même temps qu'à la destruction hématique.

En effet, de tout ce que nous venons d'exposer, ressort cette notion capitale et essentiellement nouvelle, à savoir que toutes les substances hématiques spécifiques ne proviennent pas d'un travail d'élaboration, mais d'un simple travail de dissociation du globule rouge. Celui-ci étant dissocié, sensibilisatrice, toxine et antitoxine préformées, sont mises en liberté et solubilisées dans le sang de l'animal injecté. L'expérimentation a montré que la dissociation complète se fait en 6 à 8 jours. Après ce temps, on obtient un sérum sensibilisateur et excito-génétique. Pour avoir un rendement en sensibilisatrice aussi parfait que possible, il ne faut jamais injecter les hématies d'une espèce animale étrangère directement dans le sang. Nous avons vu, en effet, que ces hématies se trouvent dans un état de sensibilisation variable. Injectées dans le sang, où l'hématolyse est en général rapide, les hématies jeunes, peu sensibilisées, absorberaient la sensibilisatrice et la toxine des hématies vieilles primitivement détruites. Or, toute sensibilisatrice et toxine consommées ne se retrouvent plus.

De là, pour obtenir beaucoup de sensibilisatrice, la pratique courante, de faire deux et même trois injections, à trois ou quatre jours d'intervalle, soit sous la peau, soit dans le péritoine.

En agissant ainsi, les hématies et leurs produits de dissociation sont plus ou moins lentement résorbés, et arrivent successivement et en quantité graduelle dans le sang. Les hématies se détruisent dans le foyer d'injection et tout le long du système lymphatique de résorption, si bien que les substances spécifiques libérées ne rencontrent pas leurs globules appropriés, tous détruits à peu près au même moment.

Les injections successives étant faites en dehors du sang, et ces substances spécifiques s'accumulant dans le système vasculaire lui-même, elles ne pourront se fixer sur les hématies des dernières injections. Dès lors, les corps hématiques, solubilisés dans le sang de l'animal étranger, vont se comporter d'une façon très différente.

La sensibilisatrice, substance rigoureusement spécifique, reste solubilisée dans le sang.

La toxine, à spécificité relative, est absorbée en partie par les cellules de l'organisme injecté. Cependant une certaine quantité se trouve neutralisée dans le sérum par son antitoxine spécifique. Cette toxine ne se comportera pas, après injection à l'animal sensible, comme une substance destructrice, mais comme une substance excito-génétique.

Telle est la raison pour laquelle un sérum hématolytique préparé doit être avant tout considéré comme un sérum sensibilisateur et en même temps comme un sérum hématopoiétique.

Nous connaissons maintenant toutes les substances naturelles des sérums qui peuvent intéresser comme agents physiologiques de l'hématolyse et de l'hématogenèse. Elles comprennent :

Une substance destructrice, d'origine extra-hématique, l'alexine (dont il est possible de rapporter le mode d'action à la lipase de Hanriot).

Des corps d'origine exclusivement hématique, l'un à fonction sensibilisante, la sensibilisatrice, l'autre à fonction toxique, l'hématotoxine, neutralisée dans le sérum par une antitoxine spécifique. La toxine était seule considérée jusqu'à maintenant comme un produit d'auto-élaboration cellulaire. Bien plus compréhensible est la naissance endoglobulaire des corps nettement spécifiques : la sensibilisatrice et l'antitoxine.

En attribuant à la cellule elle-même, et à elle seule, l'auto-élaboration de ces substances spécifiques, nous satisfaisons à cette loi générale de la chimie cellulaire, qui montre les relations et les réactions des corps cellulaires spécifiques sur des substances étrangères, comme très limitées, sinon comme inexistantes. Quand il s'agit de corps à fonction intéressant simplement la physiologie et la vie cellulaires générales, tels que les pigments, la graisse, le sucre, etc., éléments de nutrition proprement dits, leur élaboration relève de ferments sécrétés par des cellules étrangères à leur création, et qui agissent sur eux pour les dissocier et les transformer en substances d'assimilation ou de déchet.

Jamais nous ne voyons aux dépens de ces matières inertes se créer des sensibilisatrices, des toxines, des anti-toxines et des agglutinines.

Au contraire, les substances à fonction directrice de la physiologie et de la vie cellulaires ne semblent être créées que par les cellules chargées d'en subir les effets. Elles ne peuvent trouver que dans leur propre substance les éléments chimiques qui les caractérisent, et qui sont la raison d'être de la naissance, de la vie et de la mort des éléments de même variété biologique. Il semble que chaque variété de cellules possède seule la prescience de ce qui lui est nécessaire, pour assurer sa vie et son développement au milieu des espèces cellulaires innombrables qui l'entourent. Grâce à cette indépendance que présentent les cellules les unes vis à-vis des autres, dans leur vie intime et leur individualité chimique, le développement d'une variété déterminée de cellules, doit être considéré comme dirigé, ordonné, réglé par les substances spécifiques de cette variété elle-même. Que ces substances spécifiques soient malades ou insuffisantes, et l'on assiste au désordre du développement cellulaire, à une anarchie dont le résultat s'impose tout de suite à l'attention pour comprendre la pathogénie du cancer.

CHAPITRE II

MÉCANISME DE L'HÉMATOLYSE EN GÉNÉRAL ET DE L'HÉMATOLYSE PAR LES SÉRUMS

Pour comprendre le mécanisme de l'hématolyse en général, il est nécessaire de bien connaître l'architecture des globules rouges.

§ 1. — Architecture de l'hématie.

La plupart des physiologistes et des anatomistes considèrent l'hématie comme un élément cellulaire modifié, sans membrane d'enveloppe proprement dite, mais à protoplasma périphérique très condensé qui, dans les expériences sur les propriétés osmotiques, se comporte comme une vraie paroi protoplasmique.

Quelle est l'organisation structurale du corps globulaire dans son ensemble? En particulier, quelle est la situation exacte de l'hémoglobine intra-globulaire? Quatre opinions principales méritent de retenir l'attention.

1° **Organisation du stroma.** — *a*) Le globule rouge est constitué par un réseau de filaments protoplasmiques qui, à la périphérie, se condense en une couche corticale continue (le tout formant le stroma) et dans les mailles duquel est accumulée l'hémoglobine.

(*b*) Le cloisonnement de l'hématie n'ayant pas été démontré, beaucoup d'auteurs croient à une cavité unique renfermant l'hémoglobine.

En tout cas, dans cette ou ces cavités sont dissous les sels qui sont les facteurs principaux de la pression osmotique du globule, pression bien constante, égale à celle du sérum. L'hémoglobine joue un rôle insignifiant dans la régulation osmotique, en raison de la grosseur de sa molécule. Elle se répand à l'extérieur du globule, selon Nolf, quand la paroi globulaire a cessé de lui être imperméable. Donc, ce qui importe le plus dans l'hématolyse, c'est ce phénomène initial, l'altération de l'hématie elle-même et plus spécialement de sa paroi, la diffusion hémoglobinique n'en étant que la conséquence. Cependant, toute altération de cette paroi n'entraîne pas la diffusion de l'hémoglobine. Les détériorations graves causées par la plupart des réactifs fixateurs, employés en cytologie, ne la produisent pas. La diffusion caractérise les altérations qui s'accompagnent d'une augmentation de perméabilité. Et il est démontré aujourd'hui par les émulsions globulaires en eau sucrée (Stewart, Calugareanu et Henri) que les sels, substances cristalloïdes à petites molécules, peuvent diffuser avant l'hémoglobine, colloïde à molécule énorme.

2° **Etat de l'hémoglobine endo-globulaire.** — A. — L'HÉMOGLOBINE EST A L'ÉTAT DE SOLUTION DANS UN LIQUIDE SALIN. — La sortie de l'hémoglobine dans les solutions hypotoniques s'explique, d'après Hamburger, par la déchirure de la paroi globulaire cédant à une poussée osmotique intérieure trop considérable ou à une distension telle de ses pores, que ceux-ci, devenus trop larges, laissent passer l'hémoglobine endoglobulaire.

Pour Nolf, il est plus probable que la sortie de l'hémoglobine est amenée, dans tous les cas, par une transformation des qualités diosmotiques de la membrane globulaire, qui cesse d'être imperméable à l'hémoglobine.

B. — L'HÉMOGLOBINE N'EXISTE PAS A L'ÉTAT LIBRE, mais est

unie chimiquement, d'une union d'ailleurs bien fragile, au stroma. Elle est en effet très peu soluble dans l'eau.

L'hématolyse par l'eau distillée, en admettant cette combinaison chimique, s'expliquerait par une dissociation due à l'eau. Nolf prétend qu' « on n'est pas habitué en chimie à considérer l'eau comme un agent d'hydrolyse bien puissant. Et, chose plus extraordinaire, cette hydrolyse qui est instantanée dans l'eau distillée, est absolument empêchée par les concentrations isotoniques de tous les éléments cristalloïdes qui ne pénètrent pas dans le globule, tandis que les éléments qui y pénètrent n'ont aucune action sur elle, quelle que soit leur concentration. Il n'existe aucun exemple en chimie d'une combinaison influencée aussi nettement par un facteur de nature exclusivement osmotique (1). »

Cependant, Stewart a rapporté des faits qui plaident dans le sens de la combinaison chimique, en particulier la constatation que dans les émulsions globulaires en eau sucrée hypotonique, les sels du globule abandonnent partiellement celui-ci, sans qu'il y ait en même temps sortie de l'hémoglobine. On peut néanmoins prétendre que la diffusion des sels tient à leur absence dans le milieu extérieur au globule. Et, avant que l'hémoglobine, colloïde à très grosses molécules, ne pu sse traverser la membrane, les sels, cristalloïdes à petites molécules, peuvent facilement la franchir.

Mais si l'on n'admet pas une fixation de l'hémoglobine sur le stroma protéique, comment comprendre le morcellement du globule sans diffusion de l'hémoglobine ? Nous avons figuré cette globulolyse et montré que la poussière globulaire, même la plus fine, retient la matière pigmentaire (Figure). Ce fait démontre, à notre avis, d'une façon péremptoire, la fixation de l'hémoglobine sur le stroma protéique.

(1) Nolf, Art. Hématies, *Dict. de phys.* de Richet, 1908, p. 307.

Elle explique certains faits curieux. Dans une observation de G. Froin et Lœderich, un liquide céphalo-rachidien hémorragique laqué montrait par la centrifugation, un culot hématique rouge surmonté d'une zone blanchâtre d'hématies décolorées. Au-dessus de cette masse bicolore, le liquide présentait également une double coloration. Surmontant immédiatement le culot cellulaire, on voyait une zone assez restreinte du liquide, beaucoup plus rouge que la partie supérieure. Cet anneau très coloré diminuait lentement de hauteur, à mesure que se prolongeait la centrifugation. On avait donc : *a*) des corps globulaires colorés et lourds, projetés tout de

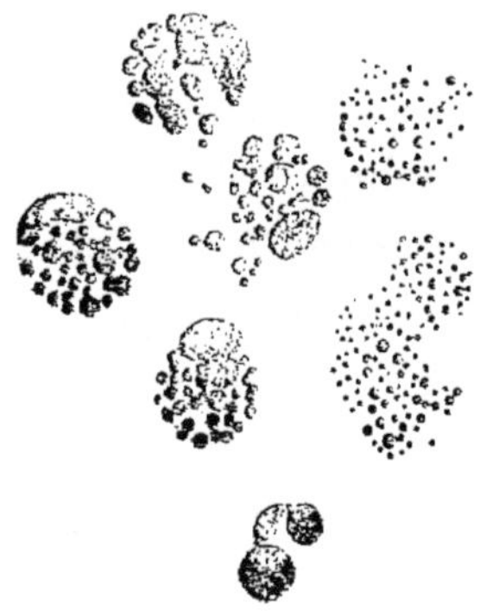

Figures de globulolyse, le 17e jour d'une hémorragie sous-arachnoïdienne. Globules rouges fragmentés en sphères et en croissants volumineux prenant vivement l'éosine. Petits fragments granuleux (poussière globulaire) moins colorés (1).

suite au fond du tube par la force centrifuge ; *b*) des corps globulaires décolorés, plus longs à centrifuger ; *c*) des particules protéo-hémoglobiques demeurant au-dessus des stromas incolores ; *d*) de l'hémoglobine à l'état de dissolution parfaite, teintant d'un rouge uniforme, la plus grande partie du liquide.

(1) Figure extraite de *Les hémorragies sous-arachnoïdiennes et le mécanisme de l'hématolyse en général*, par G. Froin, Thèse de Paris, p. 134.

Telles sont les idées principales émises sur l'architecture générale du globule. Il est possible de se figurer d'une façon plus précise encore, l'assemblage et la disposition des diverses substances du globule rouge. Nous allons essayer d'en ébaucher l'armature et de fixer, dans l'ensemble du corps cellulaire, la situation de chacune des substances constitutives : la matière protéique, les lipoïdes, l'eau et les sels, l'hémoglobine, la sensibilisatrice, les substances toxique et antitoxique.

a) Substance protéique et hémoglobine. — Le corps de l'hématie est cloisonné, et non constitué par une cavité unique. Si le corps hématique n'était qu'une vacuole creuse renfermant l'hémoglobine, comment expliquer la fragmentation globulaire ou globulolyse, sans diffusion de l'hémoglobine ? On ne peut arguer d'une division par étirement ou resserrement, permettant à la membrane de s'accoler en deux points opposés et de créer ainsi, au moment de sa dislocation, des cavités secondaires. Le globule rouge peut se fragmenter en une infinité de particules colorées, sans déformation prononcée de sa forme générale. Ainsi découpé en véritable jeu de patience, les particules chargées d'hémoglobine se disjoignent et se disséminent dans le milieu ambiant. Chaque parcelle ne peut représenter qu'une portion de stroma protéique, à laquelle adhère l'hémoglobine. Par conséquent, le stroma globulaire protéique figure un amas de particules élémentaires dont la réunion constitue le globule rouge normal. Il est probable qu'elles sont reliées par un réticulum continu. Mais la désintégration et la rupture de ce réticulum, permettent la séparation et l'isolement des blocs dont la conglomération figure le globule rouge. La connaissance de ces particules, libérées par le relâchement et la désunion du réseau protoplasmique, fait comprendre le hérissement du corps de l'hématie en petites boules sphériques, dans les milieux hyper ou isotoniques, en épines dans les milieux hypotoniques. Enfin, Beale, Schultze chauffant des hématies à 52°, ont vu les globules se segmenter en une infinité de sphères plus ou moins volumineuses toutes chargées d'hémoglobine, qui ne se décolorent que vers 60°.

b) Substances lipoïdes.— Sous l'influence des idées d'Overton, on a tendance à disposer les lipoïdes à la périphérie des éléments cellulaires. Mais nous ne pensons pas qu'ils constituent la paroi la plus externe des globules rouges. Plusieurs raisons militent contre cette opinion. Il est difficile de se figurer l'hématie, à l'exemple de Weidenreich, comme une goutelette d'hémoglobine fluide entourée d'une pellicule de matière grasse, car des hématies de ce genre garderaient difficilement leur individualité : s'entrechoquant dans le cœur, se comprimant dans les capillaires, elles devraient se fusionner comme les globulins d'une émulsion graisseuse.

Une enveloppe lipoïdique ne se laisserait pas traverser par l'urée qui pénètre instantanément les globules rouges. Et si le globule rouge est détruit quand il absorbe l'alcool, l'éther, les essences, on n'attribuera pas cette propriété à des lipoïdes constitutifs de l'enveloppe, mais plutôt à l'eau qui imbibe le stroma globulaire. En effet, si on fait agir ces substances chimiques pures, sur des globules à l'état sec, il y a coagulation du stroma et fixation de l'hématie. Si les lipoïdes étaient partie constituante de l'enveloppe globulaire externe, malgré la dessiccation, il y aurait altération de la paroi par ces substances, et solubilisation partielle ou totale de cette paroi.

Enfin les hématies se fragmentent, se dissocient en particules plus petites, pouvant conserver leur hémoglobine (globulolyse). Ces particules présentent généralement des formes et des dimensions variées, quand elles conservent encore un volume appréciable. On voit parfois dans la sphère hématique un, deux ou trois plans de sections, isolant des masses arrondies, à côté de masses oblongues ou en demi-sphères. Cette irrégularité des formes, dérivées de la globulolyse, montre que le protoplasma se divise selon des lignes de démarcation assez rigides qui, si elles correspondaient à des parois constituées par des lipoïdes purs ou mélangés aux protéides, seraient sans doute assez malléables pour prendre immédiatement et conserver toujours la forme arrondie. Ainsi, quand on agite une émulsion huileuse, les globulins dérivés des globules volumineux, prennent instantanément une forme sphérique. Ce fait permet de prétendre que non seulement l'enveloppe extérieure de l'hématie, mais encore les mailles de la trame globulaire, ne sont pas uniquement constituées par des lipoïdes.

Nous arrivons à la conception d'un réticulum continu, dont les cavités sont remplies d'eau et de sels dissous, facteurs de la pression osmotique. Les éléments structurés proprement dits sont les protéides et les lipoïdes. Les protéides constituent le squelette de la trame globulaire, et l'hémoglobine adhère à la substance protéique dans son ensemble.

Dans ce réticulum protéique sont incluses des particules lipoïdiques incolores, contenant toutes les substances spécifiques du globule rouge. En effet, nous allons voir que ces substances sont retenues dans le globule par un élément de nature probablement lipoïdique.

c) Substances spécifiques : sensibilisatrice, toxine, antitoxine. — Nous avons admis que la sensibilisatrice, la toxine et l'antitoxine existent préformées dans le globule rouge. Ces corps ne se trouvent pas en solution dans le liquide qui imbibe le réticulum protéique. Aussi, la diffusion de l'hémoglobine réalisée par l'eau distillée, ne les entraîne pas dans le liquide hématolysant. Une simple action d'hydratation, comme celle que réalise l'eau pure, ne peut donc les libérer du stroma en même temps que l'hémoglobine. Au contraire, un sérum agissant par action fermentative (pouvoir détruit par le chauffage à 56°) les met en liberté, tout au moins la toxine. Ceci montre que ces substances sont fixées à un élément globulaire, et déposées dans des parties constitutives du globule, insolubles dans l'eau et non hydratables par l'eau pure. Nous admettrons qu'il s'agit des lipoïdes. Ces derniers figurent sans doute des particules disséminées dans la trame protéique, et une masse nucléaire, incolore ou inexistante chez les mammifères, située au centre du globule rouge.

Aux granulations lipoïdiques de la trame protéique adhère la toxine ou protéase hématique.

Le noyau central ou son équivalent renferme la sensibilisatrice et l'antitoxine spécifiques.

Si la solubilisation de la toxine hématique est facile, celle de la sensibilisatrice et de l'antitoxine est beaucoup plus lente et difficile. Il faut, pour leur mise en liberté, la liquéfaction ou solubilisation totale du noyau lipoïdique volumineux qui les renferme (1).

Nous voyons donc qu'il existe deux parties bien distinctes dans le globule rouge : 1° une zone périphérique, de nature surtout protéique, imbibée d'eau et de sels, renfermant en outre l'hémoglobine adhérente aux protéides, la toxine fixée aux lipoïdes ; 2° une zone centrale, bloc lipoïdique, non hydratée et non hydratable, contenant la sensibilisatrice et l'antitoxine.

L'hématolyse sera donc essentiellement différente, selon que l'agent globulicide agira uniquement sur le stroma proto-

(1) Limitant notre étude à l'hématolyse seule, nous ne parlerons pas de l'agglutinine spécifique. Cependant, nous la considérons comme préformée dans le globule rouge, et adhérente sans doute aux lipoïdes.

plasmique ou bien sur les deux sortes de substances, les lipoïdes étant compris. Dans ce cas seulement, l'hématolyse pourra être complète et la dissociation poussée à sa dernière limite.

Les deux types de cette dissociation sont fournis le premier par l'action de l'eau pure ou bien hypo et hyperchlorurée, le second par l'action des sérums hématolytiques.

Nous commencerons par le cas le plus simple : l'action de l'eau, eau distillée ou solutions hypo et hypertoniques de chlorure de sodium.

§ 2. — Hématolyse par hydratation simple. — Hématolyse incomplète. — Hydro-hématolyse.

L'hématolyse la plus simple à étudier, où n'intervient certainement qu'un simple phénomène d'hydratation, est celle qui se produit sous l'influence de l'eau pure. Quand on ajoute quelques gouttes de sang à de grandes quantités d'eau distillée, on constate un laquage immédiat du mélange. Le milieu se colore uniformément et il apparaît presque transparent.

On est presque unanime pour considérer la diffusion dans ces faits, comme le résultat d'un phénomène osmotique. En vertu de la rupture de l'isotonie entre les milieux extra et intra-globulaires, il se fait un courant d'eau vers le corps globulaire. De là, un gonflement progressif du globule et une distension graduelle du stroma hématique. Ce stroma, insoluble dans l'eau,est normalement imperméable à l'eau physiologique et aux sels du globule. Sans cette imperméabilité du stroma à l'eau et aux sels, à l'état normal, il serait impossible à la cellule de conserver son individualité chimique.

Le processus de l'hydro-hématolyse simple suppose donc une modification du stroma, son altération ou sa rupture. La détérioration résulterait, pour Nolf, d'une imbibition aqueuse de la paroi. Pour nous, il s'agit d'une hydratation du stroma protéique tout entier.

Dans l'eau pure, le corps hématique se trouve soumis à l'action d'une force physique considérable, entraînant l'eau vers l'intérieur et les sels vers l'extérieur. Si l'eau pénètre difficilement dans le corps plein que constitue l'hématie, les sels sortent plus facilement. Nous avons vu en effet que dans les solutions de sucre de canne les globules rouges peuvent abandonner une grande quantité de sels sans perdre l'hémoglobine, Ces sels ont donc tendance à cheminer à travers le réticulum protéique avant l'hémoglobine. Bien que leurs molécules soient petites et très diffusibles, leur sortie des vacuoles protéiques est assez difficile. Aussi, surtout en cas d'action brutale par l'eau distillée, vont-ils s'accumuler dans les mailles protéiques elles-mêmes, car ils sont projetés pour ainsi dire sur elles d'une façon massive et ont tendance à les léser, ou plutôt à les hydrater fortement, ce qui entraîne des modifications profondes de leur état moléculaire (1).

Par suite, un corps soluble dans l'eau comme l'hémoglobine, pourra abandonner la substance protéique plus ou moins hydratée. En réalité, ainsi que Nolf l'a fait remarquer, l'eau seule est sans doute insuffisante pour engendrer la dissociation protéo-hémoglobique. Mais toute hématie vivante est constituée par des protéides plus ou moins sensibilisés et intoxiqués : l'hydratation ne vient ajouter ses effets qu'à une action chimique dont les étapes évolutives ont leur point de départ au moment de la pénétration de l'hématie dans le système circulatoire.

(1) Lire à ce sujet la remarquable étude de Nolf sur les rapports de l'imbibition avec l'état de solution. *Dict. de physiol.* de Richet, art. Hémolyse, p. 403.

Mais si une hydratation exagérée entraîne une diffusion des sels et de l'hémoglobine, il n'y a pas de libération des substances constitutives insolubles. Imbibé d'eau, le stroma protéique gonfle énormément, mais aucun de ses éléments structurés proprement dits, ne se solubilise. En outre, les lipoïdes restent absolument intacts. En effet, Bordet a montré que si l'on hématolyse des globules par l'eau distillée, les stromas injectés à un animal permettent d'obtenir la sensibilisatrice libre, tandis que le liquide chargé d'hémoglobine ne donne rien.

De même, Lefmann a établi que la substance toxique des globules rouges n'est pas soluble dans l'eau, mais reste fixée aux corps hématiques. La lécithine et la cholestérine étant insolubles dans l'eau, et imperméables à cette substance, nous pouvons admettre que l'hydratation du stroma entraîne la diffusion de sels et de l'hémoglobine, mais respecte les lipoïdes, à l'intérieur desquels aucune force osmotique n'est déchaînée.

Cette hydratation du globule étant un pur phénomène physique, l'hématolyse est instantanée et se produit à toute température. Ce processus physiologique semble très simple, et est peut-être réalisé dans toute hématolyse ; il y a donc lieu d'approfondir le mécanisme de sa production et d'examiner en particulier l'action des solutions hypo et hypertoniques de chlorure de sodium.

Les cellules sont imprégnées d'eau, et c'est grâce à cette eau de constitution que les substances les plus diverses peuvent diffuser dans leur intérieur. Mais les cellules baignant elles-mêmes dans des milieux liquides, si ces substances pénétrantes sont avides d'eau, elles augmentent par suite l'imbibition des cellules, éléments essentiellement spongieux et hydratables, en partie comparables à des morceaux de gélatine.

Nulle cellule ne réalise mieux ces conditions que l'hématie. Mobile et libre dans un milieu liquide, elle est facilement pénétrée par les corps solubilisés dans l'eau de ce milieu, ainsi que l'a démontré la médecine expérimentale. Les substances dont on a constaté la diffusion dans l'hématie sont innombrables. Elles comprennent la plupart des acides et des bases dilués, des sels, des toxines microbiennes, des toxines végétales, des venins, l'urée,etc., corps dont le coefficient de pénétration et le pouvoir d'hydratation est très différent. De là, des modalités infinies de l'hématolyse.

Parmi ces substances,il en est une,un sel, le chlorure de sodium, qui joue dans les phénomènes biologiques de la cellule le plus grand rôle dans la régularisation de l'hydratation cellulaire. L'hématie,mieux que toute autre cellule,a permis d'établir ce fait. Le chlorure de sodium, contenu au taux de 7,50 0/00 dans les humeurs de l'organisme, est une substance qui, à ce taux, ne pénètre pas dans l'hématie normale (Gryns, Hedin, etc.). Aussi, le chlorure de sodium du plasma ne se trouve pas dans les hématies de plusieurs mammifères (cheval, porc, lapin) qui ne contiennent que des sels de potassium et de magnésium (Bunge). Mais le chlorure de sodium maintient un état de tension osmotique extra-globulaire qui fait équilibre à la tension osmotique intra-globulaire. Dès que l'état normal n'existe plus, par altération du stroma hématique, ou bien que la concentration du milieu extérieur en chlorure de sodium s'abaisse ou s'élève, alors les conditions bio-physiques modifiées entraînent l'hématolyse.

Dans les solutions hypotoniques, le globule rouge gonfle par suite d'une pénétration de l'eau consécutive à l'inégalité de la pression osmotique intra et extra-globulaire. Il se produit un courant d'eau allant de l'endroit où règne la tension osmotique la moins élevée, vers l'endroit de plus forte tension. Le gonflement apparent du globule rouge porte sur le réticulum protoplasmique imprégné facilement par l'eau et le sel. Mais le double courant qui se forme, courant d'eau vers l'intérieur du globule, pour atteindre les sels intra-globulaires, et courant de ces sels vers le liquide extérieur hypotonique, est intéressant à considérer surtout au niveau de la trame protéique. Dans cette progression de l'eau et des sels en sens inverse, la substance protéique ne tarde pas à être profondément modifiée par les sels qui s'accumulent dans son épaisseur. S'ils sont avides d'eau, ils vont amener, en même temps que leur infiltration, une telle imbibition de la trame que l'hémoglobine diluée pourra diffuser au dehors. Plus le milieu sera hypotonique et plus la force osmotique déchaînée sera considérable, d'où l'intensité et la rapidité de la diffusion qui est instantanée dans l'eau distillée. Dans les solutions hypotoniques de chlorure de sodium, elle débute au taux de 4,6 p. 1000.

Les solutions hypertoniques de chlorure de sodium, sont beaucoup moins actives. Elles provoquent de suite une rétraction de l'élément, en agissant sur le réticulum protoplasmique facilement déshydratable. Mais cette déshydratation a une limite, imposée sans doute par la résistance élastique du réticulum. Aux concentrations de 40 à 50 pour 1.000, le chlorure de sodium commence à se trouver en quantité appréciable dans les hématies (Nolf), et au-delà de 100 p. 1.000 à 150 p. 1.000 en moyenne, les solutions hypertoniques font la diffusion. Si nous attribuons cette diffusion à une modification de la substance protéique, comparable à celle que nous avons constatée, c'est-à-dire à une hydratation, en retranchant au milieu isotonique 7,50 — 4,6 = 2,90 p. 1.000 de chlorure de sodium, ou en lui ajoutant 150 — 7,50 = 142,50 p. 1.000 de sel, on voit qu'il faut ajouter à la solution isotonique

49 fois plus de chlorure de sodium qu'il ne faut en retrancher, pour produire le même degré d'imbibition aqueuse du globule rouge.

Si cette différence de pouvoir très marquée entre les solutions hypo et hypertoniques, résulte de l'hydratation difficile du globule dans les solutions hypertoniques, elle montre que l'eau qui s'échappe du stroma globulaire au moment de sa rétraction, ne lèse pas la trame de l'hématie et surtout est un élément nécessaire et important pour la diffusion de l'hémoglobine. Cette rétraction de l'hématie explique aussi la pénétration lente et difficile du chlorure de sodium dans le corps hématique rétracté. C'est en effet le chlorure de sodium qui, seul, pourra entraîner l'eau à sa suite et imbiber suffisamment le stroma pour en amener le relâchement et la dislocation.

Il faut se rappeler que le propre des humeurs vivantes est de posséder, grâce à une sorte de mécanisme régulateur, un contenu en chlorure de sodium qui reste toujours au voisinage de 7,50 0/00. Cette remarquable fixité de composition montre que l'eau se mobilise toujours avec une quantité déterminée de chlorure de sodium : là où elle pénètre, pénètre en même temps qu'elle, du chlorure de sodium à un taux de dilution qui avoisine 7,50 0/00. Ce sel doit être considérer comme exerçant une attraction positive sur son eau de dilution, et comme une substance paralysant la force osmotique que présente cette eau à l'état pur. En effet, il suffit de le soustraire simplement à cette eau de dilution, pour conférer à cette dernière, son pouvoir osmotique virtuel, sa puissance latente de pénétration, d'imbibition et d'hydratation cellulaire. L'eau est donc comme enchaînée aux molécules ou aux ions du chlorure de sodium. Lorsque ces molécules ou ces ions ne traversent pas les membranes, il est impossible à l'eau de diffuser à travers elles ; qu'elles soient ou qu'elles deviennent perméables au chlorure de sodium, le déplacement et le passage de ce corps sera plus ou moins facile, mais l'eau traversera toujours ces membranes en conservant son harmonie physiologique avec le chlorure de sodium. Nous arrivons donc à la conception que dans les humeurs vivantes, toujours isotoniques, le pouvoir d'hydratation d'une cellule dépend étroitement de sa perméabilisation au chlorure de sodium. Il ne faut donc pas considérer la trame globulaire comme imperméable par-dessus tout à l'eau. La difficulté de pénétration pour le chlorure de sodium est aussi importante, et domine le problème de l'hydratation hématique. Elle joue par conséquent, un rôle très important dans le mécanisme de l'hydro-hématolyse. Il est possible alors de comprendre pourquoi l'imbibition aqueuse du stroma protéique est si hâtive dans les solutions hypotoniques de chlorure de sodium. Dans ces solutions hypotoniques, la richesse saline endoglobulaire étant très prépondérante, le transit des sels à travers la trame globulaire sera immédiat, massif, mais en même temps difficile : aussi, la force osmotique pousse violemment l'eau vers ces sels que retient le réticulum. Tout est donc réalisé pour hâter l'imbibition : les sels ne demandent qu'à sortir, mais contenus par la trame organisée, ils sont joints aussitôt par l'eau, alors qu'ils sont encore dans le globule.

Au contraire, dans les solutions hypertoniques, le phénomène immédiat est une rétraction du stroma hématique, une véritable déshydratation de la trame protéique. Il est donc très difficile au sel de pénétrer, car s'il entraîne de l'eau, encore doit-il, pour progresser, trouver devant lui un milieu aqueux. Sa difficulté de pénétration est donc accrue par suite du nouvel état physique de la substance protéique, et la petite quantité qui arrive à s'engager dans le réticulum ne tend pas à entraîner de l'eau qui est retenue dans le milieu extra-globulaire par l'extrême concentration saline. L'eau et le sel, par influence réciproque, paralysent leur mouvement d'entrée dans le globule. Le sel hyperconcentré retient l'eau au dehors, ce qui empêche le sel de pénétrer. Dans le corps hématique lui-même, les conditions ne sont pas identiques. Le milieu endo-globulaire étant moins concentré que le milieu extra-globulaire, la force osmotique pousse l'eau en dehors, mais les sels n'ont aucune tendance à sortir et à hydrater fortement la trame protéique. Par conséquent, tout est réalisé pour retarder l'imbibition : la progression des sels à travers le stroma est très difficile, l'eau ne peut les suivre. Ce n'est qu'avec un degré de concentration énorme que le sel pourra s'infiltrer.

Une infime quantité de NaCl, 0,0000075, par exemple, entraîne un millimètre cube d'eau. Si l'on veut bien envisager qu'un globule rouge, pesant environ $\frac{1}{12500}$ de milligramme, présente un volume de 7 dix millionièmes de millimètre cube, on comprend que l'élément microscopique, imprégné de quelques molécules de NaCl, sera du même coup imbibé d'un volume d'eau considérable, relativement à sa masse infime. En un mot, la plus minime hyperchloruration du globule entraînera une hydropisie extrême, suffisante pour aboutir à une imbibition aqueuse considérable de la substance protéique. La quantité de chlorure de sodium la plus impondérable, une molécule peut-être, pénétrant dans la trame, suffit à l'hydrater et à l'imbiber au point qui permet la diffusion de l'hémoglobine.

Tout ce mécanisme nous montre que l'hydro-hématolyse résulte en première analyse, de l'entrée simultanée dans le stroma du chlorure de sodium et de l'eau. Mais, c'est le chlorure de sodium devenu pénétrant, qui entraîne l'hydratation de la trame et la dissociation protéo-hémoglobique. Dans les solutions hypo ou hypertoniques, l'absorption du chlorure de sodium ne peut se faire que sous l'action de la force osmotique. On sait que cette force osmotique ne peut se manifester que sur les deux faces d'une membrane séparant deux solutions de concentration différente. Par conséquent, elle se produira d'abord sur le contour externe du globule, baigné en dedans par le liquide endoglobulaire à concentration fixe, et en dehors par la solution hypo ou hypertonique. Mais elle gagne rapidement de proche en proche à travers le corps hématique jusqu'aux masses lipoïdiques. La force osmotique vient se perdre sur les lipoïdes non hydratables, renfermant toutes les substances spécifiques à l'état insoluble. Dans le processus de l'hydro-hématolyse, ces corps restant intacts, les substances spécifiques ne sont donc pas solubilisées par l'eau. De plus, le stroma protoplasmique dans son ensemble n'est pas dissocié, dilacéré, déhiscent, sous l'influence de l'eau distillée. En effet, après hématolyse par l'eau distillée, les stromas deviennent à peine visibles, très translucides, très difficiles à centrifuger. Mais si, comme l'a fait Bordet, on ajoute au milieu du chlorure de sodium, de façon à revenir au taux de la solution physiologique, le liquide se trouble, les stromas deviennent plus visibles et s'aplatissent, en même temps qu'ils sont plus faciles à centrifuger. « Les choses se passent donc comme si les stromas étaient de véritables membranes d'enveloppe des globules, de véritables sacs clos susceptibles d'entrer en turgescence dans les liquides pauvres en sels, de se rétracter ensuite et de s'aplatir sous l'influence de la concentration » (J. Bordet) (1). Ceci nous explique que si le stroma

(1) J. Bordet, Les sérums hémolytiques, leurs antitoxines et les théories des sérums cytolytiques, *Ann. Inst. Pasteur,* mai 1900, n° 5, p. 265.

perd son hémoglobine et ses sels, il retient toutes les autres substances. Le réticulum non dissocié, englobe encore les lipoïdes et les retient dans ses mailles. Aussi, comme nous l'avons vu, tandis que le liquide hémoglobique injecté à un animal est indifférent, l'injection de stromas décolorés provoque ainsi que celle des globules entiers, dans le sérum de cet animal, l'apparition d'agglutinine, de sensibilisatrice et de toxine hématiques.

En résumé, lorsque des sels pénètrent d'une façon massive sous l'influence de la tension osmotique, dans la trame protéo-hémoglobique, ils entraînent une telle imbibition aqueuse du globule, que l'hémoglobine diffuse. Le phénomène de dissociation est d'ordre purement physique : il se fait donc à toute température, même à 0°, mais la dissociation est, dans ce cas, incomplète, les lipoïdes restent intacts. Il n'en est pas de même, comme nous allons le voir, dans l'hématolyse par les sérums.

§ 3. — Hématolyse par les sérums. — Hématolyse complète (Hydro-lipo-hématolyse).

Le fait fondamental qui sépare l'hématolyse par les sérums de l'hématolyse précédente ou hydro-hématolyse pure, c'est qu'elle peut aboutir à une dissociation complète, à la mise en liberté des substances spécifiques. Mais pour cela, il faut une certaine température : 37° est la température optima, tandis que celle de 0° empêche nettement sa réalisation. Nous avons vu que l'hydro-hématolyse pure se fait à toute température, et résulte essentiellement de la pénétration du stroma protéique par les sels et de l'imbibition aqueuse qu'ils provoquent. Aussi, l'hématolyse se borne à la diffusion hémoglobinique, sans dissociation des lipoïdes. C'est donc une hématolyse incomplète.

Dans l'hématolyse par les sérums, nous avons le type d'une hématolyse complète, dont les deux temps principaux seront : 1° la diffusion hémoglobinique ; 2° la dissociation des lipoïdes.

1° **Diffusion hémoglobinique.** — Nous connaissons les substances spécifiques nombreuses qui interviennent dans le processus de l'hématolyse par les sérums. Parmi les corps d'origine hématique, se trouvent la sensibilisatrice, la toxine et l'antitoxine. Dans le sérum lui-même, il y a une substance d'origine extra-globulaire, mal identifiée, connue sous le nom d'alexine. Cette alexine ne peut agir que si le globule rouge est imprégné de sensibilisatrice et de toxine hématiques. Ces substances aboutissent non seulement à la diffusion hémoglobinique, mais encore à la dissociation des lipoïdes.

La diffusion hémoglobinique est souvent très rapide. C'est ainsi que le sérum de chien mis en contact avec des hématies de lapin, peut faire diffuser l'hémoglobine en deux, trois ou quatre minutes, à la température ordinaire. Dans une diffusion aussi rapide, il ne semble point qu'on ait affaire à une action purement fermentative. La pénétration du ferment doit être en tout cas facilitée par une hydratation de l'hématie. En effet, tous les sérums contiennent du chlorure de sodium : la substance protéique peut donc être imprégnée par ce sel dans l'hématolyse par les sérums. Ce qui le fait supposer, c'est qu'il suffit d'ajouter un peu de sel au sérum, et de dépasser le taux de l'eau physiologique, pour empêcher la diffusion hémoglobinique, toutes les substances hématolysantes proprement dites du sérum restant intactes. Par exemple, si l'on mélange des hématies humaines, très sensibles à l'action nocive d'un sérum de chien, à de l'eau chlorurée à 15 p. 1000, au lieu de 7,50 pour 1000, il ne se produit pas d'hématolyse. Ceci fait supposer que le chlorure de sodium joue sans doute un grand rôle dans l'hématolyse par les sérums, puisqu'il se montre, en hyperconcentration moyenne, comme un agent antiglobulicide très actif. Mais, si le chlorure de sodium est un corps nécessaire à un sérum hématolytique, comme pour l'hydro-hématolyse, c'est en favorisant l'hydratation de la substance protéo-hémoglobique. Si nous avons vu le NaCl pénétrer le stroma dans les solutions hypo ou hypertoniques, comment peut-il le faire dans les liquides isotoniques ? Cela n'est possible que si le globule est lésé, préparé à cette absorption. L'influence de la température sur l'hématolyse va nous l'apprendre.

En effet, un sérum reste absolument inactif à la température de 0°. Pour la sensibilisatrice, cette température ne joue aucun rôle (Ehrlich et Morgenroth), pas plus d'ailleurs que les solutions salines hypertoniques (Ehrlich et Sachs). Cette substance se fixe à 0° ou dans les solutions salines hypertoniques, sur les globules rouges appropriés. Mais nous savons qu'il n'en est pas de même pour la toxine. Celle-ci ne pénètre pas le globule à 0°. Cette température, n'influençant nettement ni l'action du chlorure de sodium, ni celle de la sensibilisation (quand on emploie un sérum préparé), il faut donc admettre que la toxine est paralysée par le froid et qu'elle est le primum movens de l'hématolyse dans les sérums naturels, l'agent à action post-sensibilisante dans les sérums préparés.

Avec un sérum préparé, nous aurions donc comme substances agissant successivement pour produire la diffusion hémoglobinique : 1° la sensibilisatrice ; 2° la toxine hématique ; 3° le chlorure de sodium et l'eau ; 4° l'alexine. La sensibilisatrice agit probablement sur le stroma protéique qu'elle perméabilise à la toxine ; et, c'est parce que son action n'est pas d'ordre fermentatif et que son contact avec la matière sensible est direct qu'elle ne rencontre aucun obstacle pour manifester son action : elle n'est paralysée ni par une influence thermique, ni par une influence osmotique.

Malgré cette sensibilisation, le stroma protéique reste imperméable à la toxine et à l'eau, si la température est basse ou le milieu hypertonique. Si l'on assimile la toxine, comme nous l'avons fait, à une protéase, on comprend l'inactivité de cette substance à 0°. Veut-on admettre que cette protéase permet la rapide diffusion de l'hémoglobine, en provoquant une hydratation très marquée du stroma hématique, il est possible de se faire une idée assez exacte, ainsi que nous l'avons expliqué plus haut, du rôle protecteur du chlorure de sodium en solution hypertonique.

On voit toujours, en effet, dans l'hématolyse par les sérums, les hématies prendre la forme sphérique, ce qui correspond à une augmentation de volume de l'élément, réalisable seulement par le processus de l'hydratation. Mais nous savons que toute hydratation suppose une pénétration concomitante du chlorure de sodium. Cette hydratation et la diffusion consécutive de l'hémoglobine devront manquer, si l'on soustrait au sérum hématolytique son chlorure de sodium. L'expérience l'a prouvé.

Buchner avait montré que l'activité bactériolytique du sérum frais disparaît par la dialyse ou par la simple dilution dans l'eau pure, et qu'on peut la récupérer en rétablissant la salinité normale.

Parmi les toxines microbiennes étudiées (toxines d'origine cellulaire), Arrhenius et Madsen ont vu que la tétanolysine entraîne une hématolyse plus considérable en milieu salin qu'en milieu sucré.

Dans le même ordre d'idées, Ferrata a montré cette importance du sel à propos de l'hématolyse. Il a employé un sérum chauffé de lapin préparé avec des globules de chèvre, un sérum frais de cobaye et des globules de chèvre. Le mélange est inactif en milieu sucré isotonique, malgré la fixation de la sensibilisatrice sur les globules.

Il faut signaler que les sérums hématolytiques naturels sont plus actifs en milieu sucré qu'en milieu salin (Nolf, Henri et Girard-Mangin, Sachs et Teruuchi). Ces faits montrent que si le sel est très important dans le phénomène de la diffusion hémoglobinique, il n'est pas un agent absolument nécessaire, et n'est qu'un adjuvant. En effet, ce qui différencie essentiellement les deux sortes de sérums, sérums préparés et sérums naturels, c'est la sensibilisatrice qui joue pour ainsi dire un rôle activant sur la toxine ou protéase hématique. De la puissance nocive de cette dernière, résulte l'absorption plus ou moins facile du chlorure de sodium ou du sucre. Mais le sucre est un agent qui, en solution isotonique, est beaucoup moins hydratant que le sel ; dans ces conditions, pourquoi provoque-t-il une hématolyse plus active avec un sérum naturel qu'avec un sérum préparé ?

Nous ignorons la nature de l'altération produite par la sensibilisatrice sur la substance protéique. Nous n'en connaissons que les effets : en particulier, la sensibilisatrice rend cette substance perméable à la toxine. Si normalement l'hématie est imperméable au sucre (Hedin), il n'est pas illogique de penser que, lésée, elle devienne plus perméable au sucre. Placées dans une solution sucrée, les hématies sensibilisées sont rapidement imprégnées de toxine ou protéase et de sucre.

Ce dernier est trop peu hydratant, comparativement avec le chlorure de sodium, pour provoquer la diffusion hémoglobinique. De plus, il s'oppose en général aux actions protéolytiques. Sailer et Farr, par exemple, ont montré que les sucres retardent plus ou moins la digestion pepsique.

Au contraire, avec des hématies non sensibilisées, le sucre

ne peut pénétrer dans l'hématie. Par contre, les sels sortent du globule rouge en solution sucrée. Dès lors, leur action très hydratante se portera sur le stroma protéique, d'où l'imbibition aqueuse plus abondante que dans une solution salée isotonique, dans laquelle les sels endoglobulaires n'ont pas de tendance à sortir. La diffusion hémoglobinique sera donc plus prononcée que dans une solution saline.

On voit que le processus fermentatif dans l'hématolyse par les sérums, est un phénomène très important à envisager, qui pour son propre compte, peut subir des entraves, sans que les autres phénomènes soient influencés. Cependant, la diffusion de l'hémoglobine a seule attiré l'attention et a été considérée comme la phase la plus intéressante du phénomène de l'hématolyse. Arrhenius et Madsen, entre autres, ont cherché à mesurer cette phase d'une façon tout à fait mathématique. Notre conception de l'architecture hématique montre qu'elle en est un stade intéressant, mais bien moins important, au point de vue biologique, que la phase fermentative proprement dite, que la dissociation des lipoïdes et la mise en liberté des substances hématiques spécifiques. La diffusion de l'hémoglobine n'est qu'un des stades terminaux, une phase agonique.

Il serait très important, à notre avis, dans l'action des substances hématolytiques, de faire, à propos de chacune, ce qui a été fait pour l'hydro-hématolyse pure, de savoir les substances qui font de la diffusion hémoglobinique, sans dissociation proprement dite des stromas et surtout des lipoïdes, et celles au contraire qui dissocient les lipoïdes, créant, comme nous allons le voir, la lipolyse.

On pourrait les classer ainsi en deux grands groupes :

1° Groupe des substances à action physique pure ou prédominante, donnant la simple diffusion hémoglobinique. C'est l'hématolyse incomplète, réalisée par l'eau distillée. Dans ces conditions, le liquide hémoglobinique, injecté seul aux animaux, ne donnera rien ; les stromas fourniront au contraire les substances spécifiques.

2° Groupe des substances à action physique et surtout à action chimique, dans lequel la diffusion hémoglobinique s'accompagne d'une dissociation complète des éléments structurés: protéolyse, lipolyse et mise en liberté de l'agglutinine, de la sensibilisatrice, de la toxine, de l'antitoxine. C'est l'hématolyse complète, réalisée par les sérums. Dans ces conditions, le sérum actif tient en solution certaines substances spécifiques. Le résultat est comparable à celui de l'hématolyse qui se fait normalement dans le système vasculaire. On trouve, comme nous l'avons vu, en solution dans le sérum, une partie des substances spécifiques : la toxine et l'antitoxine, tandis que la sensibilisatrice est absorbée au fur et à mesure de sa mise en liberté.

Il est donc nécessaire d'approfondir le mécanisme de la solubilisation des substances spécifiques, c'est-à-dire leur désunion avec les lipoïdes qui les renferment.

2° **Dissociation des lipoïdes.** — La diffusion hémoglobinique est accompagnée de la libération de l'endo-toxine ou endo-protéase. En effet, on voit dans l'attaque d'hémoglobinurie *a frigore*, les phénomènes toxiques (frisson, etc.) se manifester au même moment que l'hémoglobinémie. Par contre, la préparation des sérums hématolytiques ou des anti-sérums, montre que la dissociation complète des corps hématiques est très lente, puisqu'il faut environ huit jours, pour obtenir à l'état de solubilité, chez l'animal injecté, l'agglutinine, la sensibilisatrice et l'antitoxine.

Il est unanimement admis que si un ferment intervient pour réaliser à la température de 37°, l'hématolyse complète, ce rôle revient à la substance désignée sous le nom d'alexine, caractérisée surtout par sa disparition après chauffage à 56°.

Cependant, nous avons vu que cette substance n'a pas été isolée, et les désordres provoqués par l'alexine sur les constituants du globule rouge sont très mal déterminés. Dans notre conception de l'architecture du globule rouge, nous voyons qu'un ferment lipolytique est suffisant, après sa pénétration dans le corps globulaire, pour en amener la désintégration totale. Or,nous pouvons établir les deux faits suivants : 1° un ferment lipolytique existe et son action est superposable à l'action alexique ; 2° ce ferment peut pénétrer dans l'hématie. Il nous explique, avec la protéolyse et l'hydratation initiales du stroma protéique, le mécanisme physiologique de l'hématolyse par les sérums, c'est-à-dire de la désintégration ultime des hématies.

A. — Existence d'un ferment lipolytique : la lipase de Hanriot. — La lipolyse hématique. — Hanriot a étudié le pouvoir saponifiant de la lipase du sang sur un éther de la glycérine : la monobutyrine.

Influence de la température. — Tableau donné par Hanriot et L. Camus.

TEMPÉRATURE DE LA RÉACTION	QUANTITÉS SAPONIFIÉES en 10 minutes	en 60 minutes
0 degrés	4.5	13.5
20 »	6.7	29.3
25 »	10.1	35
37 »	13.5	39.5
40 »	16.9	56.5
50 »	22.6	71.2
60 »	27.1	36.1
70 »	22.6	22.6

On voit que l'activité croît jusqu'à une certaine limite au

delà de laquelle elle décroît. De plus, à une température élevée, par suite de la destruction de la lipase, le temps n'influe plus sur la quantité de monobutyrine saponifiée.

Si l'on chauffe le sérum seul à une température donnée, et qu'on étudie ensuite son activité lipasique, on trouve les résultats suivants :

TEMPÉRATURE DE CHAUFFE DU SÉRUM	ACTIVITÉ
50-55 degrés.	41.5
60-62 »	6.7
65-66 »	action presque nulle.

Le chauffage à 66° détruit donc la lipase : il en est de même *a fortiori* pour l'ébullition.

Temps. — A une même température, l'activité de la lipase croît avec le temps (voir le tableau). Néanmoins il faut qu'il ne soit pas trop long, sinon la réaction se ralentit par accumulation d'acide butyrique.

Il faut de plus que la température ne soit pas trop élevée, sinon la lipase se détruit.

Le pouvoir lipasique du sérum recueilli aseptiquement se conserve presque indéfiniment (6 mois, Hanriot).

Quantité. — Hanriot et Camus ont démontré qu'à une même température l'activité du sérum est proportionnelle à sa quantité, et par suite à la quantité de lipase qui y est renfermée.

	QUANTITÉS			
TEMPS	0 cc. 5	1 cc.	1 cc. 5	2 cc.
20 minutes.	6	11	16	22
1 heure	12,5	25	37	48
1 heure 30	20	36	53	62

Alcalinité. — L'activité lipasique croît considérablement avec l'alcalinité.

Excès de CO_3Na^3 (en milligr.), 0, 2, 4, 6, 8, 10, 15, 20.
Activité de la lipase, » 22, 33, 40, 44, 46, 52, 74, 86

On voit donc, en cas d'examens successifs, la nécessité de saturer exactement la solution.

Acidité. — L'acidité du milieu paralyse la lipase d'une façon manifeste.

Dialyse. — Quand on dialyse du sérum, la lipase disparaît aussi bien d'un côté que de l'autre de la membrane.

Certaines de ces propriétés sont très superposables à celles des propriétés hématolytiques des sérums. L'influence de la température sur l'activité lipolytique est surtout remarquable. Nous voyons que la saponification de la monobutyrine est peu prononcée à 0°, forte à 37° et 40°, et atteint son maximum à la température de 50°. Chauffée au-dessus de 56°, la lipase perd presque complètement son activité et elle est détruite au-dessus de 66°.

Il faut rappeler maintenant que la température optima pour l'action d'un sérum hématolytique oscille autour de 37° et 40°. Si on le chauffe à 56°, il n'a plus de pouvoir alexique, et à partir de 66°, température de destruction de la lipase, aucun élément d'un sérum n'agit plus comme agent hématolysant. Il est admis qu'un sérum préparé, chauffé à cette température, ne sensibilise plus des hématies. Aussi a-t-on conclu que la sensibilisatrice elle-même était détruite à 66°.

Les actions thermiques sur la lipase permettent des rapprochements intéressants avec les modifications que la chaleur fait subir aux sérums hématolytiques. Avant d'établir la comparaison, il faut se rappeler qu'un sérum hématolytique contient non seulement de la lipase, de la toxine et de l'antitoxine hématiques en solution, mais qu'il tient en suspension des corpuscules lipoïdiques non complètement solubilisés, et renfermant encore dans leur masse, de la sensibilisatrice et de l'antitoxine. En effet, on obtient ces substances actives, après injection d'un sérum, dans le même temps que celles fournies par des hématies injectées. Dans l'un et l'autre cas, l'organisme élaborateur doit fournir une même durée de travail, ce qui fait supposer que la matière dissociable, en dehors des substances déjà solubilisées, se présente, soit dans les hématies, soit dans le sérum, sous le même état structural.

Les travaux de Bang et Forssmann, de Lefmann, ont tendance à faire admettre que la sensibilisatrice (soluble dans l'éther), la toxine et l'antitoxine hématiques sont des corps de nature grasse. Cependant, Kurt Meyer ayant traité un sérum préparé de lapin-mouton par l'éther, l'éther de pétrole, le benzène, le chloroforme, a constaté que ce sérum était aussi hématolytique après le traitement qu'avant. Cet expérimentateur en conclut que « l'Immunhämolysine » n'est pas de nature lipoïde. Néanmoins, nous avons établi que les corps spécifiques doivent adhérer aux lipoïdes structurés que constituent la lécithine et la cholestérine, de même que la substance albuminoïde hémoglobinique est fixée sur les protéides globulaires. La protéase hématique est le ferment qui, dans un milieu isotonique, tel qu'un sérum hématolytique, réalise par hydratation la dissociation protéo-hémoglobique. Nous admettrons de même, que la désunion entre les lipoïdes structurés et les corps spécifiques, est réalisée par un ferment lipolytique. L'activité de ce ferment aboutit d'abord, au moment de la dissociation d'une hématie, à la libération de la toxine hématique, contenue dans les particules lipoïdiques minuscules, englobées dans le stroma protéo-hémoglobique. Des corpuscules lipoïdiques plus volumineux, conservent dans leur masse, une certaine quantité de sensibilisatrice et d'antitoxine qui ne sont complètement libérées qu'au fur et à mesure de la solubilisation cholestéro-lécithique dans le sérum sanguin. Cette fonte se produit sans doute en 7 à 8 jours, temps nécessaire pour obtenir la sensibilisatrice et l'antitoxine en solution.

Recherchons si la lipase du sérum sanguin est le ferment lipolytique qui libère les substances spécifiques de leur attache aux lipoïdes : cholestérine et lécithine. Sur ces deux lipoïdes, la lipase n'exerce sans doute aucune action de liquéfaction ou de dissociation. Elle agit directement sur les corps spécifiques (s'ils sont de nature lipoïde) ou sur une substance grasse, de nature indéterminée, mélangée à la cholestérine et à la lécithine, qui serait la substance fixatrice proprement dite des corps spécifiques.

Lorsqu'on chauffe un sérum à 37°-40°, on active l'influence de la lipase sur les lipoïdes mêmes qui l'accompagnent dans le sérum. Jusqu'à la température de 56°, elle manifestera son effet lipolytique, et comme les lipoïdes en suspension contiennent surtout de l'antitoxine, cette dernière sera la substance active prédominante détachée des lipoïdes. Par conséquent, à la température de 56°, le sérum aura gagné comme matière soluble, surtout de l'antihématotoxine ou antiprotéase hématique. A cette température de 56°, on a atteint le maximum de l'activité lipasique et de la liquéfaction lipoïdique : la grande quantité d'antitoxine libérée rend le sérum inactif au contact d'hématies, même sensibilisées. En effet, la toxine est neutralisée par l'antitoxine, et la lipase ne peut pénétrer et atteindre les particules cholestéro-lécithiques qu'après l'action de la toxine ou protéase qui permet l'imbibition aqueuse de l'hématie, l'eau entraînant la lipase du sérum.

Nous arrivons donc à la conception que deux ferments importants interviennent dans l'hématolyse *in vitro* par les sérums : un premier ferment, protéolytique, la protéase ou toxine hématique, et un second ferment, lipolytique, la lipase. Les modifications subies par le sérum sous l'influence de la chaleur, relèvent de la lipase et de sa fonction lipolytique.

Dans ces conditions, il n'est pas besoin d'imaginer un ferment spécial à l'hématolyse, l'alexine, et notre théorie du processus hématolytique nous fait conclure que cette substance n'existe pas.

B. — Mode de pénétration de la lipase dans l'hématie. — Nous venons de voir que la dissolution des corps spécifiques se fait par la lipase. Mais ils sont protégés contre elle par l'enveloppe protéique. Comment la lipase imprègne-t-elle le stroma protéique ? C'est grâce à la modification imprimée à ce stroma, soit par son imbibition aqueuse seule, soit par la diffusion hémoglobinique.

Il est probable que la lipase pénètre d'emblée à la suite de la toxine hématique, du chlorure de sodium et de l'eau, dans l'intérieur du globule.

En effet, nous savons qu'un liquide rouge obtenu par un sérum hématolytique préparé contient de l'auto-toxine hématique qui exagère l'hématolyse. Il faut que cette substance ait été solubilisée, au moment où se produit la diffusion hémoglobinique. Il est donc certain que la lipase a pénétré dans l'hématie. Seul, ce ferment peut être l'agent de la lipolyse.

Cette pénétration de la lipase à la suite de la toxine et de l'eau du sérum, nous fait comprendre pourquoi il ne se produit jamais de diffusion hémoglobinique à 0°. En effet, la lipase possède une certaine action à cette température (voir le tableau, p. 75), et si elle se trouvait dans l'hématie, elle produirait la lipolyse. Mais la toxine hématique étant absolument paralysée par le froid ne peut diffuser dans le globule, et par suite entraîner la lipase.

L'activité de la lipase, à toute température, permet d'expliquer l'atténuation rapide du pouvoir globulicide des sérums. On sait que ce pouvoir s'affaiblit surtout après les 48 premières heures, reste presque stationnaire pendant quelques jours, pour disparaître complètement. Par contre, Hanriot a montré que la lipase persiste presque indéfiniment.

L'explication du phénomène est simple. Dans un sérum conservé, la lipase solubilise graduellement les lipoïdes en suspension ; elle met donc en liberté une quantité d'antitoxine hématique de plus en plus grande et aboutit, mais plus lentement, au même résultat que le chauffage à 56°. Quand l'antitoxine libérée est supérieure à la dose de toxine solubilisée, celle-ci complètement neutralisée, ne peut plus diffuser dans les globules rouges. Dès lors, les hématies mises au contact de ce sérum, ne pourront plus être pénétrées par la toxine, et par suite par la lipase. Cette substance bien que présente, ne pouvant être entraînée dans l'hématie, celle-ci reste intacte.

Parmi les nombreux faits sur lesquels cette conception de l'hématolyse par les sérums jette, nous semble-t-il, quelque lueur, nous en retiendrons un seul qui concerne le sérum d'anguille. Camus et Gley ont montré que ce sérum est extrêmement globulicide, et perd toute action après un court chauffage à 58°. Or, ces auteurs purent immuniser des animaux, en leur injectant soit le sérum frais, soit le sérum chauffé à 58°. Dans ces deux cas, les globules rouges des animaux ne subissent plus l'action du poison, et le sérum possède une propriété antitoxique nette.

La substance toxique du sérum d'anguille n'a pas été scindée en une sensibilisatrice et une alexine. Chauffée à 58°, elle perd définitivement sa toxicité et n'est réactivée par aucun sérum normal.

Dans notre conception de l'hématolyse, nous dirons que le

sérum d'anguille contient de la lipase, une hématotoxine très active, peu d'antihématotoxine libre. Comment se fait-il que le chauffage à 56° le rende complètement inactif ? Il faut qu'il y ait mise en liberté d'une grande quantité d'antitoxine. Nous savons que cela est réalisé par la lipase. Dans ces conditions, le sérum d'anguille doit en contenir une forte quantité. Voici un tableau donné par Hanriot qui le démontre.

	Quantité de lipase.
Mouton	9
Lapin	11
Cobaye	11
Homme	12
Chien	13.6
Cheval	14
Ane	16
Canard	32
Anguille	155

Comment comprendre que le pouvoir toxique, étant complètement détruit à 58°, on obtienne néanmoins une antitoxine ? Cela est bien difficile à concevoir avec les théories admises. Mais, si l'on considère l'antitoxine comme préformée, contenue dans les particules lipoïdiques en suspension dans le sérum injecté, on admettra que celle-ci passe en solution dans le sang, pendant que se consomme la plus grande partie de la toxine.

On obtiendra, comme l'ont vu Camus et Gley, un sérum antitoxique plus actif avec le sérum frais qu'avec le sérum chauffé, parce que, dans ce dernier, la toxine a fixé une quantité d'antitoxine, suffisante pour sa neutralisation. C'est donc, à quantité égale de sérum injecté, une consommation notable d'antitoxine qui ne se retrouvera pas chez l'animal injecté avec le sérum chauffé.

Si nous résumons notre conception de l'hématolyse par les sérums, nous voyons que ce processus est unique. S'agit-il de la diffusion hémoglobinique : c'est la toxine ou protéase, le chlorure de sodium et l'eau qui en sont les agents déterminants. Avons-nous affaire à la mise en liberté des substances spécifiques, un autre processus fermentatif entre en jeu, par action de la lipase.

L'hématolyse par les sérums doit être envisagée par-dessus tout comme un processus fermentatif. Après la sensibilisation de l'hématie, agissent successivement la toxine ou protéase hématique et la lipase du sérum.

Si l'on veut adapter les phénomènes hématolytiques aux processus fermentatifs en général, ainsi que cela a été fait pour d'autres ferments protéolytiques (tels que la trypsine), on dira que la sensibilisatrice est l'activateur ou la kinase de la protéase. Remarquons que nous ne parlons ici que de phénomènes indiscutables, pouvant être rapportés à l'action de ces ferments, à savoir de simples processus de dissolution et de liquéfaction. L'avenir nous apprendra s'ils exercent en outre une dissociation chimique ou moléculaire des hématies.

Voici donc comment nous envisagerons l'action des ferments dans l'hématolyse, en sachant bien que les termes s'appliquent à une protéolyse et à une lipolyse, et que sensibilisatrice = kinase ; toxine hématique = protéase hématique ; antitoxine hématique = antiprotéase hématique ; alexine = lipase.

Lorsque des hématies sont imprégnées de kinase, elles absorbent la protéase hématique des sérums. Cette exo-protéase est en trop petite quantité pour dissocier rapidement le stroma globulaire. Mais elle l'hydrate, et l'eau du sérum qui pénètre le stroma contient de la lipase. Cette lipase vient imprégner les fines granulations lipoïdiques qui renferment l'endo-protéase. Celle-ci est immédiatement solubilisée, libérée, et se fixe en grande quantité sur le stroma protéique adjacent ; elle l'altère à un point tel que la diffusion hémoglobinique se produit.

On voit que la dissociation finale est produite par l'endo-protéase, l'exo-protéase et la lipase ne faisant que préparer la mise en action de l'endo-protéase.

Il ne semble pas que les hématies contiennent une endo-lipase. De là, sans doute, l'insuffisance de l'autolipolyse. Il est probable également que la cholestérine et la lécithine hématiques, non dédoublées dans le sang circulant, constituent en partie la cholestérine et la lécithine excrétées par le foie.

Nous connaissons maintenant le mode de dislocation de certaines des substances hématiques dont est construit le globule, à savoir les protéides et les lipoïdes. Si la lipase du sang intervient dans la lipolyse hématique, il est de première importance de connaître les cellules productrices de ce ferment. On tend à considérer que la lipase provient des cellules lymphoïdes, en particulier des lymphocytes des ganglions et de la rate (Poulain, Fiessinger et P.-L. Marie). C'est ce qui rend compte du pouvoir hématolytiqne de la lymphe. Mais si cette humeur contient beaucoup de lipase, elle est moins nocive pour les globules rouges que le sérum sanguin, sans doute parce qu'elle renferme très peu de protéase ou toxine hématique. Nous arrivons donc à la notion capitale que des globules blancs produisent un ferment actif sur des substances hématiques : les lipoïdes.

Puisque le tissu lymphoïde peut agir sur les globules rouges, à plus forte raison le tissu myéloïde, ouvert directement dans le système vasculaire, intervient probablement dans l'hématolyse. On sait qu'il constitue par ses hématies nucléées le foyer producteur des hématies adultes. En étudiant l'hématolyse *in vivo*, nous avons vu que ce processus influence constamment l'équilibre leucocytaire, entraîne soit de la leucopénie, soit de l'hyperleucocytose. Enfin, dans la leucémie myéloïde, si le sang est envahi par des myélocytes, il l'est également par des hématies nucléées ou hématocytes. La poussée des germes hématiques accompagne celle des germes leucocytaires, comme si les deux variétés obéissaient à une influence commune, et comme si la même cause était devenue impuissante à maîtriser leur pouvoir germinatif et à leur imposer l'évolution cellulaire physiologique.

Ce tissu myéloïde contient précisément un ferment, le ferment protéolytique ou protéase. Est-ce que la protéase leucocytaire joue un rôle dans l'hématolyse ? Peut-elle seconder la protéase hématique ? Cela est probable, puisque le globule rouge est constitué en partie par une substance protéique, et que les ferments ne sont pas rigoureusement spécifiques.

Il y a lieu de rechercher par l'étude de la désintégration hématique, *in vivo*, si tous les leucocytes sont impressionnés dans l'hématolyse, si l'hématie qui se détruit peut agir sur les éléments du tissu myéloïde, et sur ceux du tissu lymphoïde.

CHAPITRE III

L'HÉMATOLYSE NORMALE IN VIVO, EN DEHORS DU SYSTÈME VASCULAIRE

L'hématolyse *in vivo* se fait selon différents modes. Elle est réalisée soit par le processus très connu de la phagocytose ou englobement des hématies par des leucocytes (hématophagie), soit par le phénomène moins connu de la globulolyse ou fragmentation globulaire extra-cellulaire (plasmorrhexie). Il arrive souvent que les petits blocs résultant de la fragmentation sont à leur tour englobés par des leucocytes, ainsi que Ponfick l'a signalé le premier.

Le globule rouge peut être phagocyté ou fragmenté, sans perte préalable de son hémoglobine. Mais ordinairement, les globules rouges phagocytés ou globulolysés sont plus ou moins décolorés. Les deux processus précédents accompagnent en effet un troisième ou lui succèdent : celui de la diffusion hémoglobinique, que nous avons tant étudié dans les chapitres précédents. Ce dernier phénomène est primordial. Il est souvent le plus apparent des processus pathologiques de l'hématolyse et trahit, de la façon la plus visible, la mise en œuvre de la désintégration hématique. Mais, ainsi que nous l'avons montré dans une série de travaux, la diffusion hémoglobinique s'accompagne parallèlement de la dissociation de l'hémoglobine. Aussi, ne voit on pas à l'état normal, *in vivo*, une teinte rouge des liquides dans lesquels se détruisent les hématies,mais une coloration résultant des pigments dérivés :

bilirubine, urobiline, etc. Lorsque le liquide reste rouge, l'hématolyse est essentiellement anormale, pathologique.

L'hématolyse intra-vasculaire s'effectue dans un milieu très complexe, le plasma sanguin, au contact d'organes divers et très importants. Quelle est la part stricte du globule rouge lui-même dans les réactions hématolytiques ? Quelle est l'action particulière des nombreuses substances du plasma ? Enfin, tous les leucocytes interviennent-t-ils, et comment interviennent-ils dans l'hématolyse ? Toutes ces questions ne peuvent se résoudre par l'étude de l'hématolyse intra-vasculaire, d'autant plus que les réactions hématolytiques se passent en partie au niveau d'organes structurés, dans lesquels il est impossible d'en apprécier assez rigoureusement le processus évolutif. En un mot, l'hématolyse se fait dans l'humeur liquide et dans les tissus qui en dépendent. Pour cette raison, il est difficile d'en approfondir le mécanisme physiologique.

Pour poser quelques jalons dans cette étude, il fallait se soustraire à la complexité des phénomènes sanguins intra-vasculaires, observer la destruction du sang en dehors du sang, et dans des humeurs très différentes. On sait, en effet, que dans les cavités organiques, véritables espaces lymphatiques, si un processus anormal retentit au delà des parois de la cavité, le premier tissu qu'il rencontre est le sang. Les réactions qui se produisent résultent d'abord de ce tissu liquide. Mais le sang envahit rarement en masse la cavité. Il est impressionné généralement dans ses seules parties constitutives, sensibles au processus extra-vasculaire : tantôt il envoie seulement des polynucléaires neutrophiles, tantôt des éosinophiles, tantôt des lymphocytes, ailleurs un liquide pauvre en fibrine, ou bien une sérosité extrêmement fibrineuse.

Il était donc intéressant de rechercher si des globules rouges extravasés et mourant dans une cavité organique, pouvaient influencer tous les éléments du sang circulant. Dans ce cas, ce mode d'action méritait d'être approfondi, ainsi que la nature et la succession des réactions. Déjà, Metchnikoff en nous montrant le globule rouge phagocyté par un autre élément lympho-sanguin, le macrophage, rapportait un exemple de la réaction, l'une sur l'autre, de deux cellules d'un même tissu.

Or, en pathologie humaine, la fréquence des hémorragies spontanées ou traumatiques, dans des cavités saines, et foncièrement différentes, la cavité arachnoïdo-pie-mérienne d'une part et la cavité pleurale de l'autre, nous a permis de faire une étude complète de l'hématolyse en dehors du sang, à l'abri de ce milieu si complexe.

Le liquide céphalo-rachidien hémorragique et le liquide de l'hémothorax représentent en outre des milieux de constitution chimique très diverse, qui permettent d'observer le processus de l'hématolyse dans deux terrains très différents.

Dans ces cavités et ces humeurs, à constitution chimique plus simple que celle du sang, les éléments sanguins peuvent s'extravaser, y remplir leurs fonctions et déceler leur rôle dans l'hématolyse normale. Bien plus, on peut saisir dans ces foyers hémorragiques extra-vasculaires, les processus anormaux de l'hématolyse, et comprendre ainsi des réactions pathologiques de la destruction sanguine.

Nous avons appris l'importance considérable des substances hématiques spécifiques dans le mécanisme de l'hématolyse et de l'hématogenèse. Pour isoler, étudier et différencier ces substances, autant il est pratique de charger un organisme étranger de dissocier le globule rouge, pour leur libération et leur accumulation dans le sang de l'animal injecté, autant pour étudier leur action normale, il faut éviter de s'adresser à l'expérimentation proprement dite, qui ne fait que de l'hématolyse anormale. Rien n'est préférable pour cette étude à l'observation de l'auto-hématolyse spontanée. En laissant l'organisme détruire ce qu'il doit normalement détruire, en regardant mourir en lui-même ce qui est né de lui-même, en laissant agir les substances spécifiques qu'il emploie et qu'il use, il sera possible de mieux saisir et de comprendre les actions et réactions nécessaires à ce travail.

Nous étudierons l'hématolyse dans le liquide céphalo-rachidien et dans l'hémothorax aseptiques.

§ 1. — Le liquide céphalo-rachidien hémorragique aseptique.

Lorsque du sang s'est épanché dans le liquide céphalo-rachidien, il se produit en général un phénomène bien connu, le processus de la coagulation. Une partie plus ou moins considérable des globules rouges se trouve emprisonnée par la fibrine, surtout au contact et au voisinage des lésions ou des déchirures du tissu nerveux, et constitue une sorte d'hématome fibrineux. Les globules rouges restés libres se disséminent dans le liquide céphalo-rachidien, qui devient ainsi une espèce d'hématome liquide. Tantôt la coagulation est importante et les globules rouges en suspension sont peu nombreux ; tantôt au contraire la quantité des globules rouges, mobilisée par le liquide céphalo-rachidien, prédomine sur celle qui est enserrée par la fibrine.

Nous ne nous occuperons pas de l'hématome fibrineux que nous avons étudié dans des travaux antérieurs, et nous ne considérerons que les modifications du sang dilué dans le liquide céphalo-rachidien.

Parmi les phénomènes visibles à l'œil nu ou au microscope

que l'on peut apprécier assez rigoureusement dans le liquide céphalo-rachidien hémorragique, recueilli par des ponctions lombaires pratiquées en série, nous en analyserons trois principaux : 1° la résorption du sang (globules rouges et sérum sanguin) ; 2° l'hématolyse proprement dite comprenant : la globulolyse ou modifications morphologiques et structurales du stroma des hématies, et l'hémoglobinolyse avec les colorations pigmentaires du liquide céphalo-rachidien ; 3° les réactions leucocytaires.

I. — Résorption du sang.

Il se produit une résorption des hématies et du sérum sanguin.

1° **Résorption des hématies**. — Elle constitue un phénomène très important.

Les hématies qui abandonnent le foyer hémorragique sont bien plus nombreuses que celles qui se détruisent sur place. Pour donner une idée approximative de cette résorption, comparée à la destruction *in situ*, nous pouvons dire que sur un million de globules rouges par millimètre cube de liquide céphalo-rachidien, comptés le premier jour d'une hémorragie méningée, il s'en résorbera en moyenne plus de neuf cent mille ; sur cent mille, il s'en résorbera plus de quatre-vingt-dix mille. Telle est la proportionnalité que nous pouvons établir, basée sur l'observation personnelle de plus de cinquante liquides céphalo-rachidiens hémorragiques.

Cette résorption constitue le phénomène non seulement le plus important, mais le premier en date. Elle débute dans les heures qui suivent la production de l'hémorragie. Aussi, la diminution initiale du nombre des globules rouges en suspension est rapide et considérable. Voici,par exemple,les numérations pratiquées dans quatre observations :

JOURS	HÉMATIMÉTRIE par MM. CUBE	CELLULES UNI-NUCLÉES ET MACROPHAGES	COLORATION DU LIQUIDE CÉPHALO-RACHIDIEN
Obs. I. — Hémorragie méningée traumatique.			
4e jour........	2.500.000		
5e jour........	776.000	236	Jaune (Gmelin léger).
6e jour........	534.000	123	Très jaune un peu rosé.
7e jour........	90.200	85	Très jaune (Gmelin).
8e jour........	11.540	149	Jaune.
10e jour........	15.475	646 (macrophagie plus apparente).	Jaune.
13e jour........	394	38	Moins jaune.
17e jour...	87	5	Jaune clair.
Obs. II. — Hémorragie cérébro-méningée (athérome artériel).			
4e jour........	342.000	3.221	Jaune.
5e jour........	71.800	361	Très jaune légèrement rosé.
8e jour........	28.450	387	Très jaune peu rosé.
13e jour........	73	120	Jaune.
20e jour........	8		Jaune.
Obs. III. — Hémorragie cérébro-méningée (athérome artériel).			
1er jour........	156.000		Jaune léger.
3e jour........	130.000	360	Très jaune.
6e jour........	24.562	25	Rose jaunâtre.
9e jour........	5.280	3 (macrophagie plus apparente).	Rose jaunâtre.
11e jour........	8.120	2	Rouge jaunâtre.
14e jour........	6.840	33	Jaune rosé.
17e jour........	372		Jaune.
Obs. IV. — Hémorragie méningée traumatique.			
1er jour........	18.550	3	Incolore.
2e jour........	9.350	10	Légèrement jaune.
4e jour........	8.100	2	Jaune.
6e jour........	180	0.31	Jaune léger.
14e jour........	14	0	Incolore.

Les numérations montrent que l'abaissement du chiffre globulaire est proportionnel à la quantité initiale des hématies extravasées. Il en résulte qu'en 24 heures disparaissent, par millimètre cube de liquide céphalo-rachidien, soit 1.724.000 globules rouges (obs. I), soit 270.200 (obs. II), ou 24.000 (obs. III) ou bien 9.200 (obs. IV). Ainsi, la résorption se fait, dans les jours qui suivent l'hémorragie, proportionnellement au nombre des globules rouges en suspension dans le liquide. Ce fait explique le retour à l'état normal, dans toutes les observations, à peu près dans le même temps ; entre le 15e et le 20e jour, les hématies disparaissent complètement, quelle que soit la quantité initiale extravasée et mobilisée par le liquide céphalo-rachidien. On voit donc ici, un phénomène physiologique variant en intensité selon la grandeur du facteur morbide, s'adaptant au travail à remplir pour réaliser le retour à l'état normal dans le même temps. Le processus reste immuable dans la durée de sa réalisation : il n'est pas modifié par les variations du facteur pathologique, qui reste étroitement soumis à la loi du fonctionnement physiologique.

Il s'agit bien de résorption, et non de destruction *in situ*, car les résultantes directes de la destruction ou hématolyse, comprenant la coloration du liquide par l'hémoglobine ou les pigments dérivés, ainsi que l'hématophagie, ne coïncident point dans l'intensité de leurs manifestations, avec cet abaissement considérable du chiffre des globules rouges.

a) *L'hématolyse locale est peu importante.* — La pigmentation maxima du liquide céphalo-rachidien, engendrée par l'hémoglobine ou ses dérivés, par suite de l'hématolyse, survient nettement après la grande diminution de nombre des globules rouges, mais ne se superpose pas étroitement à elle. Ainsi (obs. I), 1.724.000 globules rouges disparaissent du 4e au 5e jour, et le liquide devient jaune ; mais ce liquide est encore plus coloré le 6e jour, alors que 242.000 hématies seulement, ont disparu dans les 24 heures précédentes.

L'obs. III montre, du 6e au 17e jour, un liquide rose jaunâtre, très hémoglobique, alors que la quantité des globules rouges est successivement de 24.562, 5.280, 8.120, 6.840. Il suffit donc d'un petit nombre de globules rouges stagnants et se détruisant dans le liquide céphalo-rachidien pour entraîner une teinte hémoglobique très notable.

De même, l'obs. IV montre, le 1er jour, 18.550 globules rouges, mais la teinte jaune maxima est très nette le 4e jour, lorsque le contenu est de 8.100 globules rouges. Si l'abaissement du chiffre globulaire de 18.550 à 8.100 suffit à donner une teinte jaune très appréciable, on comprend quel incroyable degré de pigmentation serait observé si, dans un hématome à 2.500.000 globules, disparaissant dans le même temps, il se produisait une destruction locale des hématies. Ce fait nous permet de dire que les hématies sont résorbées et non détruites dans le liquide lui-même. Mais la résorption est-elle spontanée ou se fait-elle par l'intermédiaire d'hématophages ?

b) La résorption massive ne se fait pas par l'intermédiaire d'hématophages. — Il est facile de voir que l'hématomacrophagie locale, seul processus phagocytaire constaté d'une façon nette et prédominante, n'entre pas en compte pour expliquer la rapide disparition des hématies.

On observe le plus souvent les figures d'hématophagie, vers le 5e, 6e, 7e ou 8e jour, lorsque la forte résorption est terminée. A ce moment, il se produit fréquemment une augmentation réelle du nombre des macrophages. L'obs. I montre que du 4e au 8e jour, les globules rouges passent de 2.500.000 à 11.540 : on compte alors successivement 236, 123, 85 et 149 grands éléments uninucléés, relativement intacts et présentant peu d'inclusions globulaires ; le 10e jour, avec 15.475

globules rouges, il en existe 646, chiffre le plus élevé constaté dans la série des ponctions, et correspondant avec d'abondantes figures d'hématomacrophagie.

Bien que les obs. II et III montrent un nombre d'éléments uninucléés, plus grand au moment de la forte résorption des globules rouges que dans la suite, les figures d'hématomacrophagie y étaient cependant rares à l'état frais et sur lames colorées. Dans l'obs. III, par exemple, du 3e au 6e jour, le chiffre des hématies s'est abaissé de 130.000 à 24.562. Doit-on admettre que 130.000 — 24.562 = 105. 438 globules rouges par millimètre cube, ont été phagocytés ? Les macrophages englobent en général moins de 40 hématies. Supposons que, contenant en moyenne 40 hématies, ils aient phagocyté les 105.438 globules rouges, il faudrait que 2.635 macrophages traversant le liquide céphalo-rachidien par millimètre cube, dans l'espace de vingt-quatre heures, aient effectué ce travail. Le fait ne semble pas impossible, mais ne cadre pas avec les observations. L'hématophagie locale se montre rare, exceptionnelle, dans toutes nos observations, à la période initiale ou de grande résorption, très apparente au contraire au moment de la résorption lente et de la stagnation hématiques.

c) *La résorption semble spontanée.* — Si la disparition des hématies ne s'explique ni par la destruction dans le liquide lui-même, ni par l'englobement macrophagique, il faut donc penser à une résorption spontanée.

Dans un cas d'hémorragie cérébrale, Milian a vu toutes les gaînes lymphatiques périvasculaires gorgées de globules rouges, émanés de la cavité sous-arachnoïdienne. Ce fait se rencontre également dans d'autres cavités organiques. Après avoir transfusé du sang dans la cavité péritonéale d'un chien, J. Lesage a constaté très rapidement une coloration rouge de la lymphe du canal thoracique : il signale la présence de nombreuses hématies libres, d'aspect absolument normal, sans hématies phagocytées.

Ces faits concordent avec nos constatations sur l'englobement macrophagique local, nul ou peu appréciable au début de la grande résorption. On peut donc penser que les hématies sont entraînées vers les lymphatiques, par une force telle que celle désignée sous le nom de vis à tergo.

2° **Résorption du sérum du sang.** — Parmi les substances du sérum sanguin extravasé dans le liquide céphalo-rachidien après une hémorragie, il en est plusieurs, l'albumine et les hématolysines, dont on observe assez rigoureusement la rapidité de la résorption.

Le liquide céphalo-rachidien normal ne renferme que des traces d'albumine. Il peut en contenir une grande quantité, aussitôt après un ictus apoplectique, lorsque le sang est tombé en abondance dans le cône dural. Nous avons vu, dans un cas, le premier jour, une quantité énorme de globuline et de sérine qui diminua légèrement le 3e jour, pour disparaître presque complètement le 5e jour. Il y avait, au début de l'hémorragie, un mélange de sérum sanguin et de liquide céphalo-rachidien ; l'albumine constitutive du sérum extravasé était presque complètement résorbée le 5e jour.

Le liquide céphalo-rachidien normal ne contient pas d'hématolysines. Après une hémorragie abondante, il est facile de constater leur présence fréquente et parfois notable, dans le liquide céphalo-rachidien (par l'hématolyse des globules de lapin), mais elles disparaissent très rapidement.

S'agit-il d'une résorption complète par les lymphatiques ? Ne peut-il y avoir absorption de certaines substances par le système nerveux sous-jacent ? En effet, lorsqu'on met une émulsion de substance nerveuse en contact avec un sérum, il perd en quelques minutes son pouvoir globulicide.

Il est également permis de supposer que d'autres éléments de la partie liquide du sang peuvent être résorbés : en particulier le fibrin-ferment et le fibrinogène. On voit souvent dans les espaces sous-arachnoïdiens une coagulation fibrineuse peu appréciable, même après une hémorragie abondante. La grande quantité des globules rouges en suspension dans le liquide est explicable par l'absence de coagulation dans les heures qui suivent l'hémorragie, et plus tard, cette absence de coagulation ne se comprend guère que si l'on admet la résorption hâtive des éléments constitutifs de la fibrine. Cela n'a pas lieu de surprendre, après la constatation si nette de la résorption rapide des globules rouges et de l'albumine.

II. — Hématolyse proprement dite

(Globulolyse, diffusion hémoglobinique et hémoglobinolyse, hématophagie).

L'hématolyse est réalisée soit par le processus de la macrophagie, consistant dans l'inclusion intra-cellulaire du globule rouge et sa digestion intra-protoplasmique, soit par la dissociation extra-cellulaire des éléments constitutifs du globule. Ce dernier processus prédomine nettement dans le liquide céphalo-rachidien, sur le précédent.

Si nous envisageons parmi les substances les plus importantes du globule rouge, l'hémoglobine d'une part, et de l'autre, le stroma globulaire qui la contient, nous distinguerons les deux modes suivants de la désintégration hématique :

1° La fragmentation pure et simple du stroma, sans perte de l'hémoglobine : c'est la globulolyse ou plasmorrhexie.

2° La diffusion hémoglobinique, le phénomène tant étudié

sous le nom d'hématolyse. A l'inverse de ce que l'on voit *in vitro,* l'hémoglobine s'échappe d'habitude très lentement hors des stromas globulaires,et au lieu de rester à l'état d'hémoglobine, elle est transformée en divers pigments, dont le plus important est la bilirubine : c'est l'hémoglobinolyse. On doit apprécier la diffusion hémoglobinique *in vivo*,par l'intensité de coloration du liquide céphalo-rachidien soit par l'hémoglobine, soit par la bilirubine.

1° **Globulolyse (plasmorrhexie)**. — L'examen à l'état frais fait voir des altérations plus ou moins prononcées des globules rouges qui nagent dans le liquide.

La forme des hématies se modifie : on voit très rapidement, dès le 2e, 3e ou 4e jour en moyenne, un certain nombre de globules qui, au lieu de conserver leur aspect de disque aplati et à pourtour régulier, deviennent, les uns épineux, les autres sphériques. La quantité des globules déformés va en augmentant dans les jours qui suivent, à mesure que l'hématolyse s'accomplit, et entre les 10e et 15e jours ces globules déformés sont très nombreux. Voici, par exemple, une numération de ces hématies plus ou moins modifiées :

Hémorragie méningée (athérome artériel).

JOURS	GLOBULES ROUGES	ÉPINEUX	SPHÉRIQUES
5e jour..............	9.600	»	9.600
7e jour..............	2.200	620	20
12e jour..............	36	22	»

A partir du 7e ou 8e jour, on voit souvent une assez grande quantité de débris protoplasmiques presque incolores, qui représentent en majeure partie le résidu de la dissociation de globules rouges. Ce sont des hématolytes, véritable poussière globulaire. Parfois le liquide apparaît légèrement trouble.

Les colorations mettent bien en évidence les déformations globulaires. Les globules rouges géants ou de dimensions normales, sont généralement moins teintés que les globules nains ou épineux. Dans ces derniers, la portion périphérique ou épineuse est ordinairement plus colorée que la portion centrale.

Le plus souvent, les globules complètement dissociés et fragmentés ont perdu leur hémoglobine et il est impossible de les colorer. Cependant. globulolyse et diffusion hémoglobinique ne marchent pas de pair. On peut voir des globules rouges morcelés en petites sphères de dimensions variables ayant conservé leur hémoglobine.

Cette division des globules rouges en nombreux petits fragments, sans passage de l'hémoglobine dans le liquide ambiant, n'est pas exceptionnelle. Dans un cas, nous avons constaté que cette globulolyse, sans diffusion hémoglobinique était particulièrement marquée. Chaque champ microscopique présentait de nombreux globules fragmentés et normalement colorés, ainsi qu'un très grand nombre de globules épineux. Il s'agissait d'une hémorragie cérébro-méningée, dont la date de début était inconnue, et qui présentait par millimètre cube, avec 513.300 globules rouges, 400 polynucléaires neutrophiles, 51 grands éléments uninucléés, 3 éosinophiles et 145 lymphocytes. Le liquide était très jaune et non hématolytique pour les globules de lapin.

D'une façon générale, on observe cette globulolyse après le 10e jour, lorsque les polynucléaires sont présents ou ont passé en assez grand nombre dans l'hématome.

2° **Diffusion hémoglobinique.** — Lorsque la diffusion hémoglobinique se produit en quantité assez abondante, on voit des hématies plus ou moins décolorées, globules rouge pâle, dont le contour seul est quelquefois visible. Ce sont les chlorocytes ou achromatocytes de Hayem et les ombres de globules rouges d'Ehrlich.

Nous avions signalé en 1904, que ces globules rouge pâle étaient très fragiles et qu'il suffisait souvent de diluer le liquide céphalo-rachidien avec les liquides conservateurs usuellement adoptés, pour les faire disparaître. Mais la fragilité de l'ensemble des globules peut être démontrée directement par la recherche de la résistance aux solutions hypotoniques: Widal et Joltrain, Castaigne et Weill ont constaté dans quelques cas la diminution de la résistance hématique.

Dans ces conditions, le liquide céphalo-rachidien présente une coloration rouge si l'hématolyse est rapide, ou une coloration jaune si l'hémoglobinolyse s'effectue. Au cours d'une même hémorragie, on peut voir ces réactions pigmentaires se succéder et même coïncider (1).

a) *Pigmentation rougeâtre ou hémoglobinique.* — Elle ne donne lieu à aucun doute et est bien due à l'hémoglobine diffusée hors des globules rouges.

Lorsqu'elle existe au degré le moins apparent, le liquide céphalo-rachidien traité par la teinture de gaïac et l'eau oxygénée donne la réaction de l'hémoglobine. Si elle est plus abondante, le liquide montre nettement au spectroscope les deux bandes caractéristiques de l'oxyhémoglobine.

On ne constate jamais la teinte laquée dans les premiers jours.

Nous l'avons observée dans diverses hémorragies méningées, les 5e, 6e, 7e, 8e, 12e jours. Cette coloration ne survient

(1) Nous ne citerons pas toutes les nuances que peut présenter le liquide céphalo-rachidien coloré. Les comparaisons avec des vins, liqueurs, essences, amers etc., ont été nombreuses : vin gris, vin de Champagne, chartreuse, thé, etc. Retenons les deux couleurs fondamentales : rouge ou rose, et jaune.

pas dans les hémorragies les plus abondantes. Ainsi, nous ne l'avons pas rencontrée dans l'observation suivante :

Obs. I.

JOURS	COULEUR	GLOBULES ROUGES	GLOBULES BLANCS
5e jour	Jaune.	776.000	700
6e jour	Très jaune.	534.000	600
7e jour	Très jaune.	90.200	800
8e jour	Jaune.	11.540	260
10e jour	Jaune.	15.745	875
13e jour	Moins jaune.	394	105
17e jour	Peu jaune.	87	30

Au contraire, la dissolution hémoglobinique était très nette dans le cas suivant :

Obs. II.

JOURS	COULEUR	GLOBULES ROUGES	GLOBULES BLANCS
1er jour	Jaune léger.	154.000	200
3e jour	Très jaune.	130.000	700
6e jour	Rose jaune.	24.562	46
9e jour	Rose jaune.	5.280	9
11e jour	Rouge jaune.	8.120	20
14e jour	Jaune rose.	6.840	48
17e jour	Jaune.	372	19
23e jour	Jaune léger.	0	0
31e jour	Incolore.	0	0

Dans l'obs. II, la teinte hémoglobinique est apparue dès le 6e jour et a persisté jusqu'au 14e jour. Nous voyons que cette teinte rose correspond à une stagnation anormale des globules rouges dans le liquide céphalo-rachidien. Tandis que l'obs. I montre seulement, le 13e jour, 394 globules rouges et un liquide jaune, l'obs. II présente encore le 14e jour, 6.840 globules rouges et un liquide jaune rosé.

Dans cette dernière, une xantochromie initiale légère fait

place à une coloration très jaune. Le liquide est ensuite rosé, puis redevient jaune, légèrement jaunâtre et finalement incolore La teinte rosée est constatée après un stade de xantochromie, et le liquide se décolore, après avoir retrouvé dans la série chromatique, la coloration jaune. La teinte rosée répond à la période d'activité maxima de la diffusion hémoglobinique, et à une avance marquée de l'expulsion globulaire de l'hémoglobine relativement à son évolution pigmentaire. La xantochromie concorde avec l'origine et avec le déclin de la destruction hématique : elle résulte d'une marche parallèle dans la mise en liberté de l'hémoglobine et sa transformation.

b) *Pigmentation jaune* (*hémoglobinolyse : bilirubigénie, urobiligénie*).— Lorsque le liquide céphalo-rachidien présente une forte suspension globulaire, la coloration jaune devient en général très foncée, et le liquide peut contenir une quantité souvent considérable de pigments biliaires. Nous avons constaté la réaction de Gmelin dans six liquides céphalo-rachidiens hémorragiques ayant présenté respectivement, à la première ponction, le chiffre suivant de globules rouges : 342.000 (4e jour) ; 25.000 (3e jour) ; 994.000 (3e jour) ; 776.000 (5e jour) ; 1.263.300 (1er jour) ; 16.000 (5e jour).

Cette réaction a été constatée par de nombreux auteurs qui ont mis en évidence l'hémoglobinolyse locale : Bard, G. Froin, Widal et Joltrain, Castaigne et A. Weill, etc.

Sabrazès et Muratet ont également signalé la présence d'urobiline dans le liquide céphalo-rachidien sanglant. Nous-même l'avons décelée dans une observation.

Lorsque la suspension globulaire de l'hématome est peu considérable, on obtient une coloration jaune plus ou moins nette, sans réaction de Gmelin.

Tous ces faits nous montrent donc qu'il existe indiscutablement une hématolyse extra-cellulaire dans le liquide céphalo-rachidien.

Pendant que des hématies se détruisent dans le liquide lui-même, d'autres sont englobées par des leucocytes, surtout des grands éléments uninucléés ou macrophages. Mais ces macrophages sont peu abondants.

3° **Substances solubles hématolytiques.** — On comprend la difficulté de les mettre en évidence, puisque nous savons qu'elles sont absorbées dans le foyer hémorragique, à cause de leur spécificité, par les hématies non encore détruites. Les hématies qui se dissocient dans les voies lymphatiques, laissent ces substances s'écouler dans le système circulatoire où elles sont également absorbées en partie par les hématies intravasculaires. Théoriquement, il semblerait donc impossible de les mettre en évidence. Cependant une distinction s'impose.

Le liquide céphalo-rachidien étant une humeur normalement dépourvue de toute substance hématolytique, il faut, pour qu'il y ait dissociation des hématies extravasées, que le sérum sanguin tombé avec elles dans la cavité arachnoïdo-pie-mérienne apporte les substances destructrices. Or, ce sérum ne contient point de sensibilisatrice et de toxine actives. De plus, il se résorbe rapidement. Par conséquent, les hématies extravasées vont être peu sensibilisées et protéolysées sur place. Mais une certaine quantité a été protéolysée dans le système circulatoire, à dose suffisante pour parachever, après s'être extravasée, sa destruction en dehors des vaisseaux, en consommant ou non la lipase du sérum qui les accompagne. Si les substances spécifiques, libérées par ces hématies détruites, sont en quantité minime, et si le nombre des globules rouges dans l'hématome demeure très élevé, on pourra voir le phénomène suivant : la sensibilisatrice libérée *in situ* sera fixée par un très grand nombre d'hématies, et ces hématies insuffisamment sensibilisées n'absorberont pas toute la protéase solubilisée en même temps que la sensibilisatrice. Une petite quantité de cette hématotoxine ou protéase hématique peut donc rester libre dans le liquide céphalo-rachidien. C'est cette substance qui a été constatée par Castaigne et Weill, Guillain et Laroche (substance que ces observateurs dénomment, selon la théorie classique, sensibilisatrice).

D'ailleurs, cette hématotoxine doit pouvoir se retrouver dans le système circulatoire lui-même, puisque nous avons vu la résorption si rapide de tous les éléments extravasés et dilués dans le liquide céphalo-rachidien. Si cette toxine qui provient de l'hématome et des hématies détruites le long des voies lymphatiques est assez abondante, elle pourra provoquer après son arrivée dans le sang, une certaine destruction hématique. Mais cette quantité de toxine est comme injectée en quantité anormale dans le système circulatoire ; elle constitue une dose supplémentaire, non en rapport avec le degré de la sensibilisation physiologique des hématies. Non fixée par ces dernières, insuffisamment sensibilisées, elle s'accumule alors dans le sérum. On pourra ainsi mettre en évidence dans le sérum sanguin, une iso-hématotoxine libre, comme l'ont montré Guillain et Laroche (iso-sensibilisatrice de ces auteurs).

III. — Réactions leucocytaires.

Pendant que des hématies se résorbent, que d'autres se dissolvent sur place, de nouveaux éléments cellulaires envahissent le foyer hémorragique. Nous devons bien connaître ces cellules importées, car certaines d'entre elles, sinon toutes, jouent un rôle intéressant dans le phénomène de l'hématolyse.

Les leucocytes sont parfois, au début de l'hémorragie, en proportion moindre par rapport aux globules rouges, que dans le sang normal. Il est probable que beaucoup de leucocytes sont emprisonnés par les caillots et que d'autres se détruisent.

Mais il se fait bientôt une réaction leucocytaire, et les éléments blancs sont importants à considérer dans leur quantité et leur qualité.

1° **Quantité des éléments blancs.** — Les numérations montrent que très rapidement après le raptus sanguin, les éléments blancs sont, comparativement aux globules rouges, dans un rapport plus bas, identique, ou plus élevé que celui constaté dans le sang normal. A mesure que les globules rouges sont résorbés ou détruits, le nombre des éléments blancs, après une élévation fréquente mais très passagère de leur chiffre, s'abaisse considérablement, mais non parallèlement, au chiffre des hématies. Malgré la diminution de leur quantité, il semble qu'ils soient plus nombreux sur lames sèches. Mais ce n'est qu'une apparence, car au début d'une hémorragie la pipette n'étale sur les lames qu'une infime portion de l'énorme culot hématique. Dans la suite, au contraire, on arrive à examiner sur deux ou trois lames tout le culot cellulaire. Celui-ci ne se rapporte plus alors à quelques millimètres cubes, mais à 5, 6 ou 8 centimètres cubes du liquide hémorragique. En un mot, à mesure qu'on avance dans la résorption et la destruction de l'hématome, l'exploration cytologique par la centrifugation étend son champ d'investigation à travers la masse liquide et peut induire en erreur, si l'on n'est pas averti. Pour apprécier rigoureusement le degré de la réaction leucocytaire, il faut faire des numérations des éléments à l'état frais, et tenir compte d'abord du rapport des globules blancs aux globules rouges, avant de considérer leur quantité absolue.

A. — Quantité relative des leucocytes. — Nous rappellerons que dans le sang normal, le rapport des globules blancs aux globules rouges est de 1/600 à 1/700 d'après Malassez.

Les observations peuvent se diviser, d'une façon générale, en deux groupes : cas à rapport élevé, c'est-à-dire à leucocytose relative forte ; cas à rapport très bas, c'est-à-dire à leucocytose relative faible.

a) *Observations avec leucocytose relative forte.* — (Rapport $\frac{\text{blancs}}{\text{rouges}}$ plus grand que 1/700.)

Presque tous les cas qui présentent à un moment donné des leucocytoses fortes, sont de petites hémorragies ou des hémorragies assez abondantes mais à résorption très rapide.

En voici quelques exemples :

JOURS	GLOBULES ROUGES	GLOBULES BLANCS	RAPPORT	COLORATION DU LIQUIDE
Obs. I. — Hémorragie cérébro-méningée (athérome artériel).				
4e jour.....	342.000	4.400	$\frac{1}{77}$	Jaune.
5e jour.....	71.800	1.800	$\frac{1}{34}$	Très jaune.
8e jour.....	28.450	5.000	$\frac{1}{5}$	Très jaune.
13e jour.....	73	6	$\frac{1}{12}$	Jaune.
20e jour.....	8	7	$\frac{1}{1}$	Jaune.

JOURS	GLOBULES ROUGES	GLOBULES BLANCS	RAPPORT	COLORATION DU LIQUIDE
Obs. II. — Hémorragie méningée traumatique.				
1er jour.....	18.550	39	$\frac{1}{475}$	Incolore.
2e jour.....	9.350	197	$\frac{1}{47}$	Jaune léger.
4e jour.....	8.100	34	$\frac{1}{238}$	Jaune.
6e jour.....	180	13	$\frac{1}{13}$	Jaune léger.
14e jour.....	14	2	$\frac{1}{7}$	Incolore.
Obs. III. — Hémorragie cérébro-méningée (athérome artériel).				
3e jour.....	316.000	800	$\frac{1}{395}$	Jaune léger.
4e jour.....	28.333	166	$\frac{1}{170}$	Jaune léger.
5e jour.....	29.000	5.066	$\frac{1}{5}$	Jaune.
6e jour.....	1.325	312	$\frac{1}{3}$	Jaune.
Obs. IV. — Hémorragie cérébro-méningée (athérome artériel).				
3e jour.....	25.000			Jaune.
4e jour.....	14.133	660	$\frac{1}{22}$	Très jaune.
7e jour.....	180	28	$\frac{1}{6}$	Jaune.

JOURS	GLOBULES ROUGES	GLOBULES BLANCS	RAPPORT	COLORATION
Obs. V. — Hémorragie méningée.				
3e jour.....	15.800	110	$\frac{1}{143}$	Jaune.
5e jour.....	6.350	19	$\frac{1}{334}$	Très jaune.
7e jour.....	36	9	$\frac{1}{4}$	Très jaune.
Obs. VI. — Hémorragie méningée.				
5e jour......	9.600	252	$\frac{1}{58}$	Jaune.
7e jour......	2.200	68	$\frac{1}{32}$	Jaune.
12e jour......	3	18	$\frac{1}{2}$	Jaune léger.
20e jour......	0	8	$\frac{8}{0}$	Jaune très léger
Obs. VII. — Hémorragie cérébro-méningée.				
5e jour......	16.000	42	$\frac{1}{380}$	Très jaune.
8e jour......	5.320	98	$\frac{1}{54}$	Jaune.
12e jour......	959 nombreuses ombres globulaires	20	$\frac{1}{47}$	Rouge.
Obs. VIII. — Hémorragie cérébro-méningée.				
2e jour......	5.300	52	$\frac{1}{101}$	Jaune léger.
3e jour......	7.980	1.227	$\frac{1}{6}$	Jaune.

JOURS	GLOBULES ROUGES	GLOBULES BLANCS	RAPPORT	COLORATION DU LIQUIDE
Obs. VIII. — Hémorragie cérébro-méningée (*suite*).				
5e jour......	69	67	$\frac{1}{1}$	Jaune léger.
8e jour......	4.500	48	$\frac{1}{93}$	Jaune rosé.
10e jour......	1.640	11	$\frac{1}{149}$	Jaune rosé.
Obs. IX. — Hémorragie méningée.				
2e jour......	85.200	1.000	$\frac{1}{85}$	Incolore.
6e jour......	3.500	26	$\frac{1}{134}$	Jaune.
13e jour......	56	13	$\frac{1}{4}$	Jaune léger.

Nous avons affaire ici, en général, à des leucocytoses peu abondantes, mais à des rapports des globules blancs aux globules rouges très élevés, plus élevés que ceux du sang de la circulation.

Si le chiffre des leucocytes se maintient assez haut, il n'y a pas lieu d'incriminer la cause de l'hémorragie puisqu'il s'agit aussi bien d'hémorragies traumatiques que spontanées, d'hémorragies cérébro-méningées que méningées pures. La date du début de l'hémorragie importe peu. En effet, dès le 2e jour, nous avons des rapports de 1/47, 1/101, 1/85.

b) *Observations avec leucocytose relative faible.* — Inversement aux précédentes, elles concernent de fortes hémorragies. Dans toutes ces hémorragies, le liquide céphalo-rachidien contenait au début beaucoup de sérum sanguin.

JOURS	GLOBULES ROUGES	GLOBULES BLANCS	RAPPORT	COLORATION
Obs. I. — Hémorragie cérébro-méningée.				
2e jour.....	200.000	500	$\frac{1}{400}$	Jaune léger.
3e jour.....	98.000	100	$\frac{1}{980}$	Jaune léger.
4e jour.....	79.900	225	$\frac{1}{355}$	Jaune.
Obs. II. — Hémorragie méningée traumatique.				
2e jour.....	390.000	50	$\frac{1}{7.800}$	Jaune léger.
3e jour.....	50.250	150	$\frac{1}{335}$	Jaune léger.
5e jour.....	14.900	28	$\frac{1}{503}$	Jaune.
Obs. III. — Hémorragie méningée traumatique.				
3e jour.....	994.000	1.500	$\frac{1}{662}$	Jaune.
6e jour.....	130.000	300	$\frac{1}{433}$	Jaune.
8e jour.....	15.820	28	$\frac{1}{565}$	Très jaune.
Obs. IV. — Hémorragie méningée (athérome artériel).				
1er jour.....	1.263.300	2.100	$\frac{1}{601}$	Jaune léger.
3e jour.....	2.030.000	1.900	$\frac{1}{1.068}$	Très jaune.
5e jour.....	517.500	400	$\frac{1}{1.293}$	Très jaune.
7e jour.....	450.000	700	$\frac{1}{642}$	Jaune rosé.

JOURS	GLOBULES ROUGES	GLOBULES BLANCS	RAPPORT	COLORATION
Obs. V. — Hémorragie méningée traumatique.				
1er jour.....	72.000	200	$\frac{1}{360}$	Incolore.
3e jour.....	192.000	300	$\frac{1}{640}$	Jaune léger.
5e jour.....	42.866	40	$\frac{1}{1.071}$	Jaune.
8e jour.....	850	50	$\frac{1}{17}$	Jaune.
Obs. VI.— Hémorragie méningée (1).				
2e jour.....	230.000	100	$\frac{1}{230}$	Jaune léger.
4e jour.....	218.000	100	$\frac{1}{218}$	Jaune léger.
7e jour.....	18.360	17	$\frac{}{1.080}$	Jaunc léger.

Dans les faits précédents, on voit que les hémorragies très abondantes conservent, tant que le chiffre des globules rouges reste élevé, un rapport des globules blancs aux globules rouges, souvent plus bas que celui du sang. Cependant, lorsque le chiffre des globules rouges s'abaisse, et surtout arrive à 100.000 ou au-dessous, alors le rapport s'élève et le plus souvent une réaction leucocytaire marquée se produit.

(1) L'autopsie a montré un énorme hématome fibrineux péri-médullaire, si bien que l'hémorragie était plus importante que ne l'indiquait la numération des globules rouges dans le liquide céphalo-rachidien retiré par ponction lombaire.

S'il n'y a pas une réaction leucocytaire très forte, dans les hémorragies abondantes, nous ne pouvons pas incriminer la nature de l'hémorragie, puisque nous constatons le fait dans des hémorragies spontanées ou traumatiques, ni le stade de la maladie : on voit aux 6e et 7e jours, par exemple, des rapports de 1/433, 1/642, 1/1080.

La différence fondamentale entre les hématomes du groupe *a* et ceux du groupe *b*, c'est que les premiers contenaient peu de globules rouges et de sérum sanguin, tandis que les seconds contenaient beaucoup de sérum sanguin et de globules rouges ou beaucoup de globules rouges seuls.

Ainsi, dans le groupe *a*, l'observation II montrait le premier jour, très peu de globules et d'albumine, ce qui prouve que le liquide céphalo-rachidien renfermait peu ou pas de sérum sanguin. Au contraire, dans le groupe *b*, l'observation IV montrait encore au 5e jour, une grande quantité de globules rouges (517.500), tandis que le liquide céphalo-rachidien contenait peu d'albumine.

Nous avons donc comme caractères différentiels de ces deux groupes.

GROUPE *a*	GROUPE *b*
Globules rouges peu nombreux.	Globules rouges très nombreux.
Leucocytose relative forte.	Leucocytose relative faible.
Sérum sanguin peu abondant ou absent.	Sérum sanguin plus ou moins abondant.

Il existe des faits intermédiaires, comme le suivant, où la leucocytose relative est faible tant que l'hématome contient beaucoup de globules, et s'élève dès que le chiffre des globules rouges tombe au-dessous de 100.000.

Hémorragie méningée traumatique.

JOURS	GLOBULES ROUGES	GLOBULES BLANCS	RAPPORT	COLORATION
5e jour.....	776.000	700	$\frac{1}{1.108}$	Jaune.
6e jour.....	534.000	600	$\frac{1}{890}$	Très jaune et un peu rosé.
7e jour.....	90.200	800	$\frac{1}{112}$	Très jaune.
8e jour.....	11.540	260	$\frac{1}{48}$	Jaune.
10e jour.....	15.475	875	$\frac{1}{17}$	Jaune.
13e jour.....	394	105	$\frac{1}{3}$	Jaune.
17e jour.....	87	30	$\frac{1}{2}$	Jaune léger.

Dans cette observation, nous avons constaté également une rapide disparition de l'albumine du sérum sanguin, surtout à partir du 6e jour.

Les faits précédents montrent que, dans le liquide céphalo-rachidien hémorragique, le nombre des globules rouges présente une action indubitable sur le degré de la réaction leucocytaire.

Lorsque le liquide céphalo-rachidien contient beaucoup de globules rouges, avec ou sans sérum sanguin, la leucocytose relative au nombre des globules rouges est en général inférieure à celle que montre le sang circulant. Mais après le 6e, 7e ou 8e jour, quand le sérum sanguin est certainement résorbé, la leucocytose s'élève. Elle atteint alors un chiffre tout à fait comparable, quant à sa proportion avec le nombre des globules rouges, à celui que l'on observe dès le 2e ou 3e jour, quand l'hémorragie est peu abondante et que le liquide céphalo-rachidien contient peu de sérum sanguin.

Il en résulte donc que les globules rouges eux-mêmes jouent un rôle dans la manifestation de la leucocytose locale. Et, si les deux parties fondamentales du sang, le sérum d'une part, les globules rouges d'autre part, peuvent influencer la réaction leucocytaire, nous voyons que les globules rouges provoquent une réaction plus considérable que le sérum sanguin.

B. — Quantité absolue des leucocytes. — Progression de la réaction leucocytaire. — D'une façon générale, il se fait une poussée leucocytaire assez marquée, entre le 5e et le 10e jour, surtout si le chiffre des hématies se maintient pendant cette période, au-dessus de 5.000 par millimètre cube, et si le liquide céphalo-rachidien présente seulement une coloration jaune. Ainsi, dans le groupe *a*, l'obs. I montre au 8e jour, 28.450 globules rouges et 5.000 leucocytes (1/5) ; l'obs. III, au 5e jour, 29.000 globules rouges et 5.066 leucocytes (1/5).

Par contre, après le 5e jour, si le liquide montre au moins 5.000 globules rouges par millimètre cube, mais vient à présenter une coloration hémoglobinique, un aspect laqué plus ou moins net, la leucocytose reste très basse et souvent diminue d'une façon appréciable. Ainsi, nous voyons dans le groupe *a*, l'obs. VII présenter au 12e jour, un liquide rouge, nettement laqué : bien que le liquide céphalo-rachidien contienne 959 globules rouges et de plus un très grand nombre d'ombres globulaires, on compte seulement 20 leucocytes. De même, l'obs. VIII montre à partir du 8e jour, avec un liquide un peu rosé, 4.500 globules rouges, et 48 globules blancs (1/93), et au 10e jour avec 1.640 globules rouges, 11 globules blancs

(1/149). Au contraire, si le liquide reste jaune, nous avons généralement, à partir du 8e jour, les rapports suivants : 1/5, 1/12 (Obs. I) ; 1/2 (Obs. VI) ; 1/4 (Obs. IX).

Mais l'observation la plus typique que nous ayons recueillie, au point de vue de la faible leucocytose, coïncidant avec une teinte hémoglobinique prononcée, est la suivante :

Hémorragie cérébro-méningée (athérome artériel).

JOURS	HÉMATIES	LEUCOCYTES	RAPPORT	COLORATION
1er jour.....	154.000	200	$\frac{1}{770}$	Jaune léger.
3e jour.....	130.000	700	$\frac{1}{105}$	Très jaune.
6e jour.....	24.562	46	$\frac{1}{534}$	Rose jaune.
9e jour.....	5.280	9	$\frac{1}{586}$	Rose jaune.
11e jour.....	8.120	20	$\frac{1}{406}$	Rouge jaune.
14e jour.....	6.840	48	$\frac{1}{142}$	Jaune rose.
17e jour.....	372	19	$\frac{1}{19}$	Jaune.
23e jour.....	»	»		Jaune léger.
31e jour.....	0	0	0	Incolore.

Il est facile de constater, dans cette observation, que du 6e au 14e jour, bien que le nombre des globules rouges se maintienne au-dessus de 5.000 par millimètre cube, le nombre des globules blancs reste très bas, et tant que le liquide demeure laqué, le rapport $\frac{\text{blancs}}{\text{rouges}}$ reste au-dessus de 1/100.

Cependant, il est possible, même avec une coloration jaune, de voir le liquide céphalo-rachidien hémorragique présenter une leucocytose peu marquée, comme dans les cas à teinte hémoglobinique, et ne pas montrer au cours de l'évolution (6e, 7e, 8e, 10e jours) une progression du chiffre des leucocytes, mais plutôt un abaissement plus ou moins régulier de leur nombre. C'est ce que prouvent presque toutes les observations du groupe *b*. Or, ces observations se différencient encore de celles du groupe *a*, par la qualité de leur réaction leucocytaire qui n'est pas identique, et comme nous allons le voir maintenant, qui présente le plus souvent une éosinophilie manifeste.

2° **Qualité des globules blancs**. — Les leucocytes, habituellement constatés dans le liquide céphalo-rachidien hémorragique sont des polynucléaires neutrophiles, de grands éléments uninucléés présentant souvent des figures d'hématophagie, des lymphocytes et des éosinophiles. Les tableaux se rapportant aux deux groupes que nous avons déjà envisagés le montrent.

Groupe *a*. — Le groupe des hémorragies à leucocytose relative forte ou hémorragies peu abondantes, ne présente comme réaction leucocytaire, que des polynucléaires neutrophiles, des éléments uninucléés et des lymphocytes. S'il se produit une réaction éosinophilique, elle est très légère, à peine appréciable.

JOURS	GLOBULES ROUGES	GLOBULES BLANCS	POLY-NEUTROPHILES	ÉLÉMENTS UNI-NUCLÉÉS	ÉOSINOPHILES	LYMPHOCYTES
Obs. I. — Hémorragie cérébro-méningée (athérome artériel).						
4e jour..	342.000	4.400	1.160	3.221	0	17
5e jour..	71.800	1.800	1.432	361	0	5
8e jour..	28.450	5.000	4.612	387	0	0
13e jour..	73	6	0.18	1.20	0	4.61
20e jour..	8	7	0	0	0	7
Obs. II. — Hémorragie méningée traumatique.						
1er jour..	18.550	39	34	3	0	2
2e jour..	9.350	197	182	10	0	5
4e jour..	8.100	34	31	2	0	1
6e jour..	180	13	12	0.31	0.07	0.68
14e jour..	14	2	0	0	0	2
Obs. III. — Hémorragie cérébro-méningée (athérome artériel).						
3e jour..	316.000	800	667	87	0	45
4e jour .	28.333	166	131	28	0	5
5e jour..	29.000	5.066	4.778	286	0	0
6e jour..	1.325	312	285	23	0	3
Obs. IV. — Hémorragie cérébro-méningée (athérome artériel).						
3e jour..	25.000					
4e jour..	14.133	660	613	42	0	3
7e jour..	180	28	20	3	0	3
Obs. V. — Hémorragie méningée.						
3e jour..	15.800	110	96	7	1	4
5e jour..	6.350	19	13	2	0.06	2
7e jour..	36	9	1	3	0.07	4
Obs. VI. — Hémorragie méningée.						
5e jour..	9.600	252				
7e jour..	2.200	68	36	10	0	20
12e jour..	36	18	0.13	2	0	15
20e jour..	0	8	0	0	0	8

JOURS	GLOBULES ROUGES	GLOBULES BLANCS	POLY-NEUTROPHILES	ÉLÉMENTS UNINUCLÉÉS	ÉOSINOPHILES	LYMPHOCYTES
Obs. VII. — Hémorragie cérébro-méningée.						
5e jour..	16.000	42	14	26	0	1
8e jour..	5.320	98	63	32	0	2
12e jour..	959	20	2	13	0	4
Obs. VIII. — Hémorragie cérébro-méningée.						
2e jour..	5.300	52	47	4	0	1
3e jour..	7.980	1.227	1.074	143	0	9
5e jour..	69	67	48	16	0	2
8e jour..	4.500	48	12	25	0	9
10e jour..	1.640	11				

Groupe b. — Les hémorragies abondantes, à leucocytose relative faible, présentent une réaction leucocytaire complexe, comprenant le plus souvent les quatre éléments leucocytaires : polynucléaires neutrophiles, éosinophiles, éléments uninucléés et lymphocytes.

JOURS	GLOBULES ROUGES	GLOBULES BLANCS	POLY-NEUTROPHILES	MONONUCLÉAIRES	ÉOSINOPHILES	LYMPHOCYTES
Obs. I. — Hémorragie cérébro-méningée.						
2e jour..	200.000	500	326	125	0	47
3e jour..	98.000	100	49	12	0	39
4e jour..	79 900	225	117	67	0	16
Obs. II. — Hémorragie méningée traumatique.						
2e jour..	390.000	50	39	8	0.54	1
3e jour..	50.250	150	126	13	0	10
5e jour..	14.100	28	23	2	0	2

JOURS	GLOBULES ROUGES	GLOBULES BLANCS	POLY-NEUTROPHILES	MONONUCLÉAIRES	ÉOSINOPHILES	LYMPHOCYTES
Obs. III. — Hémorragie méningée traumatique.						
3e jour..	994.000	1.500	1.287	142	16	55
6e jour..	130.000	300	184	83	1	32
8e jour..	15.820	28	3	20	0	3
Obs. IV. — Hémorragie méningée.						
1er jour..	1.263.300	2.100	1.111	658	0	329
3e jour..	2.030.000	1.900	1.218	299	39	329
5e jour..	517.500	400	37	294	33	33
7e jour..	450.000	700	341	244	6	108
Obs. V. — Hémorragie méningée traumatique.						
1er jour..	720.000	200	140	12	0	47
3e jour..	192.000	300	210	36	9	43
5e jour..	42.866	40	20	16	0.40	3
8e jour..	850	50	18	15	0	15
Obs. VI.— Hémorragie méningée.						
2e jour..	230.000	100				
4e jour..	218.000	100	58	2	34	4
7e jour..	18.360	17	9	4	0.30	1

Polynucléaires neutrophiles. — En général, les polynucléaires neutrophiles sont, dans toutes les observations, les leucocytes les plus abondants, si l'on fait la somme globale des leucocytes nageant dans le liquide, pendant l'évolution de l'hématome.

Les deux groupes nous montrent que, dans les petites hémorragies, les polynucléaires neutrophiles sont d'emblée les éléments prédominants, tandis que la mononucléose, la lymphocytose et l'éosinophilie sont relativement peu marquées ou absentes. Rien ne le prouve mieux que le cas intermédiaire, déjà signalé, avec le stade initial de grosse hémorragie et le stade terminal de grande raréfaction hématique. Nous avons les chiffres suivants :

JOURS	GLOBULES ROUGES	GLOBULES BLANCS	POLY-NEUTROPHILES	ÉLÉMENTS UNINUCLÉÉS	ÉOSINOPHILES	LYMPHOCYTES
5e jour..	776.000	700	381	236	0	82
6e jour..	534.000	600	401	123	0	75
7e jour..	90.200	800	677	85	0	37
8e jour..	11.540	260	92	149	0	8
10e jour..	15.745	875	144	646	0	83
13e jour..	394	105	1	38	0	65
17e jour..	87	30	0,50	5	0	23

Il est facile de voir, dans ce cas, que d'emblée les polynucléaires sont les leucocytes les plus abondants. Lorsqu'il se fait une diapédèse nette, le 7e jour, ce sont eux qui constituent les éléments très prédominants. De même, au 8e jour de l'obs. I (Groupe a), pour 5.000 leucocytes nous avons 4.612 polynucléaires neutrophiles, et seulement 387 éléments uninucléés ; le 5e jour, dans l'obs. III (Groupe a), nous avons pour 5.066 leucocytes, 4.778 polynucléaires neutrophiles et 286 éléments uninucléés.

D'une façon générale, ils sont en quantité supérieure à tous les autres leucocytes, tant que le nombre des globules rouges reste au-dessus de 1.000, et leur chiffre atteint le plus souvent un acmé très transitoire, entre le 5e et le 10e jour.

Ils sont d'ordinaire altérés, très modifiés, surtout dans les liquides laqués. Dans ces derniers, on constate souvent une globulolyse abondante et les polynucléaires neutrophiles englobent parfois des fragments de globules rouges.

Grands éléments uninucléés. — Hémato-macrophages. — Les grands éléments uninucléés ont une origine qui peut être double. Certains sont des éléments blancs du sang venus par diapédèse. Mais le plus grand nombre, sinon la totalité dans quelques cas, sont indiscutablement des cellules endothéliales desquamées. Cette desquamation se fait sous forme de placards à cellules peu nombreuses qui se dessoudent rapidement, si bien que le stade de placards passe le plus souvent inaperçu et qu'on voit des cellules isolées. Ces dernières remplissent la fonction macrophagique.

Leur quantité est nettement inférieure à celle des polynucléaires neutrophiles, et il est exceptionnel d'en compter un nombre plus élevé que celui de ces derniers. Si le chiffre des polynucléaires neutrophiles s'élève fréquemment au-dessus de 1.000, nous n'avons trouvé qu'une seule fois, 3.221 éléments uninucléés par millimètre cube. Ce sont ces éléments qui englobent d'une façon habituelle les hématies. Mais l'hématophagie se constate généralement après le 5ᵉ ou 6ᵉ jour. A ce moment, les macrophages sont en petit nombre, toujours au-dessous de 1.000 ou de 500. Aussi, le processus hématophagique local est peu important. Il est possible de compter à l'état frais, dans un seul macrophage, un nombre considérable d'hématies : plus de 50, par exemple. Généralement, les macrophages contiennent de deux à vingt hématies.

Les hématies incluses sont plus ou moins décolorées, peu chargées d'hémoglobine ; quelquefois elles se présentent nettement comme des inclusions de couleur jaune ou de couleur verte. Il n'est pas exceptionnel de voir un polynucléaire neutrophile englobé avec des hématies.

Lymphocytes. — Les lymphocytes ou éléments blancs ayant environ la dimension d'un globule rouge, à noyau foncé, entouré d'une mince bande protoplasmique, sont en quantité peu abondante dans les liquides céphalo-rachidiens hémorragiques. D'une façon générale, ils sont les derniers à disparaître, et terminent le cycle leucocytaire. Ils semblent augmenter à la fin de la maladie, mais ce n'est qu'une apparence. Leur quantité par millimètre cube diminue en général du commencement à la fin, et cette quantité est toujours minime. Leur chiffre, très bas dans les petites hémorragies, est relativement élevé dans les hémorragies importantes.

Éosinophiles. — Les éosinophiles manquent, pour ainsi dire, dans les petites hémorragies ou se montrent en quantité insignifiante.

Il n'en est pas de même dans les hémorragies importantes où leur présence est la règle. Leur quantité n'est jamais très élevée, et nous n'avons pas rencontré de chiffre au-dessus de 100 par millimètre cube. De plus, leur passage dans le liquide céphalo-rachidien est très éphémère. Nous les avons toujours observés en quantité appréciable, avant le 5e jour de la maladie, par conséquent avant la grande résorption de l'hématome. Dans les cas que nous rapportons, on voit que l'hématome éosinophilique présente plus de 200.000 et même le plus souvent, plus de 500.000 globules rouges par millimètre cube.

Faisons remarquer que si les éosinophilies appréciables se produisent dans des liquides céphalo-rachidiens très riches en globules rouges, ces liquides contiennent une quantité plus ou moins notable de sérum sanguin. Ainsi, dans l'obs. IV (groupe b), l'éosinophilie se montre très nette au 3e et au 5e jour ; une partie de l'albumine du sérum sanguin extravasé se trouve encore dans le liquide céphalo-rachidien.

§ 2. — L'hémothorax traumatique aseptique.

Lorsque du sang s'épanche dans la cavité pleurale, il peut se coaguler en partie. Mais une quantité plus ou moins considérable de ce sang constitue un véritable hématome liquide. Parmi les phénomènes visibles à l'œil nu ou au microscope que l'on observe assez rigoureusement dans le liquide pleural recueilli par des ponctions pratiquées en série, nous allons en considérer trois principaux : 1° la résorption du sang (globules rouges et sérum sanguin) ; 2° l'hématolyse, caractérisée par les modifications morphologiques et structurales du stroma des hématies (globulolyse), et les colorations pigmentaires du liquide pleural (hémoglobinolyse) ; 3° les réactions leucocytaires et inflammatoires.

I. — Résorption du sang.

Il se produit une résorption des hématies et du sérum sanguin.

1° **Résorption des hématies.** — Elle constitue un phénomène beaucoup moins important qu'au niveau de la cavité sous-arachnoïdienne. Les hématies en suspension dans le liquide pleural stagnent sur place endant très longtemps, et leur destruction dans l'hématome pleural lui-même est bien plus abondante que celle qui se produit dans le liquide céphalo-rachidien hémorragique.

Aussi, la diminution du nombre des globules rouges en suspension est lente et se fait d'une façon très prolongée. Voici, par exemple, les numérations pratiquées dans quatre cas :

Obs. I. — Tuffier et Milian :

Jours.	Globules rouges.
16e jour	390.000
18e »	379.850
21e »	245.850
26e »	87.900
32e »	22.500
38e »	3.952
44e »	1.660

Obs. II. — SACQUÉPÉE :

JOURS.	GLOBULES ROUGES.
8ᵉ jour	825.000
13ᵉ »	525.000
19ᵉ »	400.000
34ᵉ »	8.000

Obs. III. — DIEULAFOY :

JOURS.	GLOBULES ROUGES..
3ᵉ jour	2.100.000
24ᵉ »	35.000
48ᵉ »	13.000

Obs. IV. — GUILLAIN et TROISIER :

JOURS	GLOBULES ROUGES
19ᵉ jour (probable)	422.000
21ᵉ »	310.000
28ᵉ »	190.000
40ᵉ »	156.000
54ᵉ »	109.000

Dans l'hématome pleural par hémothorax traumatique, le liquide de dilution est constitué par le plasma sanguin. Le sang fait irruption dans une cavité virtuelle, et crée l'épanchement tout entier, avec ses seuls éléments constitutifs (en ne tenant pas compte de la petite quantité de sérosité qui humecte à l'état normal les feuillets pleuraux). Aussi, on constate toujours au niveau de la plèvre, par l'hématimétrie, quand la date du début de l'hémorragie n'est pas trop éloignée, un chiffre de globules rouges toujours considérable : 2.100.000 au 3ᵉ jour (Dieulafoy).

Les numérations successives montrent une décroissance régulière dans le nombre des hématies. Cependant cette décroissance est bien plus lente qu'au niveau des méninges, par exemple, où la résorption se manifeste après 4, 5, 6 ou 7 jours par une diminution considérable du nombre des hématies, et se termine en 15 ou 20 jours. Les hématies stagnent dans la cavité pleurale, en moyenne pendant 40 à 50 jours, et même davantage.

S'il se fait de la résorption, elle est donc très lente, et certainement moins considérable que dans la cavité arachnoïdo-pie-mérienne.

Sacquépée écrivait, en 1902 : « Il est vraisemblable que les polynucléaires et les mononucléaires captent directement les globules rouges pour les détruire et en emportent les débris. D'autre part, les cellules endothéliales ne restent pas inertes ; dans leur nappe protoplasmique, on rencontre souvent des globules rouges parfaitement intacts ; d'autres sont gonflés, peu colorables, entourés d'une vacuole ; un certain nombre d'hématies disparaissent ainsi par digestion intra-protoplasmique. Mais ces deux modes ne paraissent pas suffisants à mener à bout une tâche aussi rude. Sans doute interviennent d'autres causes actuellement inconnues (1). »

2° **Résorption du sérum sanguin.** — De même que les globules rouges, le sérum sanguin séjourne dans la cavité pleurale. Tandis que la cavité arachnoïdo-pie-mérienne se vide du sérum sanguin épanché, ici, les éléments de ce sérum stagnent dans le foyer hémorragique lui-même. Il n'y a pas de parallélisme entre la résorption du plasma et celle des globules épanchés. Pendant que les globules rouges se détruisent et se résorbent, un élément particulier, une substance, émanée sans doute des hématies détruites, retient tout au moins du liquide dans la plèvre. On compte à la fin, moins de 100.000 globules par millimètre cube de liquide. Il reste donc, relativement

(1) SACQUÉPÉE, Etude physiologique et cytologique sur l'hémothorax traumatique. *Gaz. hebd. de méd. et de chir.*, 3 juillet 1902.

au plasma sanguin primitivement extravasé, peu de globules. La quantité absolue du liquide de l'hémothorax peut même augmenter pendant que les globules rouges diminuent. Cela résulte d'une réaction séreuse et même séro-fibrineuse, survenant en général après le 10e jour.

Nous avons vu que la résorption des globules rouges et du sérum sanguin était rapide et considérable au niveau de la cavité arachnoïdo-pie-mérienne ; elle est lente et relativement peu marquée au niveau de la cavité pleurale. Or, l'agent morbide est le même : c'est toujours le globule rouge qui, comme facteur du trouble pathologique, conserve la même valeur dans l'une et l'autre cavité.

Si l'évolution et les manifestations physio-pathologiques varient dans ces deux points de l'organisme, cela ne dépend donc pas du globule rouge lui-même, mais des conditions physiologiques propres à chacune des cavités.

Or, on sait que la résorption se fait surtout par l'intermédiaire des lymphatiques. D'un autre côté, la physiologie de la lymphe nous apprend que la circulation de cette humeur est particulièrement influencée par une force spéciale, la vis a tergo.

Il est certain que la vis a tergo doit être plus prononcée sur les parois de la cavité arachnoïdo-pie-mérienne tendues par un liquide dont la pression est supérieure à la pression atmosphérique, que sur les parois pleurales juxtaposées l'une contre l'autre par le vide, c'est-à-dire par une pression nulle.

Si l'on veut admettre l'influence prépondérante de ce phénomène physiologique sur la résorption des hématies, on voit que la pression du liquide dans ces cavités apparaît comme le facteur important dans le processus de la résorption. La cause reste la même ; mais les appareils anatomo-physiologiques ne sont pas identiques, et indépendamment des variations d'intensité de cette cause, ils expliquent et règlent la vitesse de la résorption, c'est-à-dire l'évolution des hématomes : une forte pression fait disparaître l'un, en 15 à 20 jours, et chasse rapidement les globules rouges dans le système lymphatico-ganglionnaire. Finalement, il apparaît plutôt comme une infiltration lymphatique par les hématies, que comme une hémorragie du liquide céphalo-rachidien. Une faible pression fait de la cavité pleurale une région spéciale où l'hématome constitue une maladie avant tout locale, durant plus de 40 à 50 jours. Cette stagnation hématique entraîne des modifications de la cavité pleurale plus persistantes et plus importantes, que celles constatées au niveau de la cavité arachnoïdo-pie-mérienne.

Dans les deux cas, nous avons affaire, répétons-le, à la même cause, et cependant ce sont deux processus physio-pathologiques très différents, parce que la physiologie normale de chaque cavité dirige le processus pathologique. La physiologie pathologique est ici, comme partout, étroitement solidaire de la physiologie normale.

II. — Hématolyse.

Globulolyse, hémoglobinolyse, hématophagie.

L'hématolyse se fait selon différents modes. Elle est réalisée soit par le processus de la macrophagie, consistant dans l'inclusion intra-cellulaire du globule rouge et sa digestion intraprotoplasmique, soit par la dissociation extra-cellulaire des éléments constitutifs du globule. Ce dernier processus semble aussi important que le précédent.

Nous distinguerons ici, comme dans le liquide céphalo-rachidien, les deux modes suivants de la désintégration hématique.

1° *La globulolyse ou plasmorrhexie.* — 2° *La diffusion hémoglobinique.* — L'hémoglobine s'échappe d'habitude très lentement hors des stromas globulaires, et au lieu de rester à l'état d'hémoglobine, elle est transformée en divers pigments (hémoglobinolyse), dont le plus abondant est la bilirubine. Nous devons donc apprécier l'hématolyse, comme dans le liquide céphalo-rachidien, par l'intensité de coloration du liquide pleural, soit par l'hémoglobine, soit par la bilirubine. Mais le liquide pleural n'étant autre chose que de la sérosité sanguine, colorée en jaune par la bilirubine (Gilbert, Posternak et Herscher), pour apprécier le degré de l'hémoglobinolyse locale par la bilirubigénie, il faut toujours vérifier au même moment le contenu en bilirubine, du liquide pleural d'une part, et du sérum sanguin de l'autre. On peut ainsi affirmer, par la différence obtenue, la formation intrapleurale de la bilirubine, et éliminer toute provenance d'origine vasculaire. Ce procédé permet, comme dans le liquide céphalo-rachidien, de dépister les hématolyses faibles ; il est plus sensible que la recherche de la diminution de résistance des hématies aux solutions hypotoniques. Cependant, ce phénomène s'observe également. Guillain et Troisier, les premiers, l'ont démontré. Il indique l'état de fragilité des parties organisées du globule rouge et leur altération par des substances globulicides.

1° **Globulolyse (plasmorrhexie).** — L'examen à l'état frais montre les modifications morphologiques des globules rouges déjà constatées dans le liquide céphalo-rachidien.

Sacquépée signale des globules rouges nains (2 à 5 μ), arrondis.

Chastenet de Géry et G. Froin ont vu des globules sphériques et opaques, ainsi que des globules plus ou moins crénelés, des globules rouges pâles, achromatocytes de Hayem, ainsi que des débris protoplasmiques incolores qui représentent certainement le résidu de la dissociation des globules ou phénomène de la globulolyse.

Guillain et Troisier disent que dans leurs observations, la fragmentation des hématies était très nette et se poursuivait jusqu'à la production d'une poussière hémoglobinique.

2° **Diffusion hémoglobinique**. — La diffusion hémoglobinique est rapide et colore le liquide pleural en rouge, ou bien elle est lente et coïncide avec une transformation totale de l'hémoglobine diffusée, en pigment jaune.

a) *Teinte hémoglobinique du liquide pleural*. — Dans l'observation de Guillain et Troisier, les 19e et 21e jours, le liquide était franchement rouge : les liquides des 28e, 40e et 54e jours étaient brunâtres.

Au spectroscope, dans le liquide centrifugé, on a constaté les raies caractéristiques de l'hémoglobine. La quantité d'hémoglobine était manifestement moindre dans le liquide des dernières ponctions (19e jour, 80 0/0 ; 28e jour, 63 0/0 ; 54e jour, 10 0/0). Pas de spectre de la méthémoglobine.

« Dans le liquide pleural existaient des pigments biliaires. La réaction de Gmelin, pratiquée sur le liquide en nature, était tout à fait nette (raie vert-bleu intense), la réaction de Maréchal-Rosin avec la teinture d'iode faible était positive. L'extrait chloroformique du liquide était jaune d'or, puis devenait d'un beau vert au contact de l'air et de la lumière ; au spectroscope, il éteignait la partie droite du spectre ; évaporé au bain-marie et repris par l'eau alcaline, il donnait la réaction de Gmelin. L'extrait alcoolique était jaune rougeâtre. Par contre l'éther ne dissolvait aucun pigment. La recherche de l'urobiline dans l'hématome pleural fut toujours négative (1). »

(1) Guillain et Troisier, Physiologie pathologique de l'hématome pleural traumatique. *Sem. médic.*, 24 mars 1909.

Les observations de liquide pleural laqué dans l'hémothorax traumatique aseptique sont plutôt exceptionnelles. Ordinairement, l'hémoglobine est transformée au fur et à mesure de sa diffusion.

b) *Hémoglobinolyse : bilirubigénie, urobiligénie.* — En 1904, nous avons montré qu'il y avait hématolyse dans l'hémothorax et formation locale de bilirubine. Milian a signalé également le fait. Néanmoins, Dieulafoy, en 1906 et 1908, admettait encore l'opinion de Tuffier et Milian, de Sacquépée, de Gaultier et Français qui avaient pensé que l'hémoglobinolyse, et à plus forte raison l'hématolyse, ne se faisait pas dans le liquide de l'hémothorax traumatique.

Mais Guillain et Troisier ont confirmé dans la suite que l'hémoglobinolyse aboutit à la création de pigments biliaires : bilirubine et urobiline.

La destruction des hématies étant très abondante, « il faudra s'attendre à rencontrer cette teinte biliaire dans les hémothorax, plus fréquemment que dans les autres hémorragies des séreuses » (1).

3° **Substances hématolytiques**. — Le raisonnement fait à propos du liquide céphalo-rachidien hémorragique s'applique au liquide de l'hémothorax. La seule différence est que le liquide pleural n'étant autre chose que le plasma du sang contenant normalement de la toxine et de l'antitoxine hématiques ainsi que de la lipase, nous pourrons avoir une forte hématolyse intra-pleurale. Mais, lorsque ces substances d'origine vasculaire seront épuisées, l'hématome se trouvera dans les mêmes conditions que celles du liquide céphalo-rachidien. Cependant, beaucoup d'hématies étant détruites au début, il y a dissolution locale d'une quantité de sensibilisatrice suffisante pour permet-

(1) Chastenet de Géry et G. Froin, Physiologie pathologique de l'hématome pleural. *Revue de chir.*, 10 janvier 1905.

tre aux hématies restantes un degré de sensibilisation tel, qu'elles absorbent toute la toxine libre. Il ne faudra donc pas toujours s'attendre à constater de l'hématotoxine en solution. Celle-ci se trouvera plus facilement dans le système circulatoire où la quantité des hématies, bien que très abondante, pourra ne pas être suffisamment sensibilisée, pour absorber cette hématotoxine supplémentaire, venue de l'hémothorax.

Une observation de Guillain et Troisier reproduit ce type d'évolution des substances hématolytiques. Le liquide pleural ne possédait aucune substance globulicide, soit pour les hématies humaines, soit pour les hématies de lapin, mais le sérum sanguin du malade mis au contact d'hématies humaines normales,les hématolysait presque complètement en dix minutes à la température du laboratoire. Chauffé à 56°, ce sérum perdait son pouvoir globulicide qu'il récupérait facilement par l'addition de sérum frais normal. Après chauffage à 66°, cette réactivation par le sérum frais ne se produisait plus. Guillain et Troisier dénomment, selon la théorie classique, alexine et sensibilisatrice, ce que nous appelons lipase et hématotoxine ou protéase hématique.

III. — Réactions leucocytaires.

Pendant que les globules rouges se résorbent, il se fait une diapédèse leucocytaire parfois assez abondante.

Les leucocytes habituellement constatés dans l'hémothorax traumatique sont : des polynucléaires neutrophiles, des éosinophiles, des placards endothéliaux et surtout de grands éléments uninucléés contenant presque tous des hématies phagocytées, des lymphocytes.

On peut diviser les observations en deux groupes : le groupe des liquides à éosinophiles et le groupe des liquides sans éosinophiles.

A. — Liquides éosinophiliques.

Obs. de Chastenet de Géry et G. Froin. — Dans cette observation, ponctionnée vers le début de la maladie, voici les résultats de l'examen cytologique.

26 *janvier*. — Nombreux placards endothéliaux. Quelques grandes cellules uninucléées. Rares lymphocytes et éosinophiles.

	p. 100
28. — Polynucléaires neutrophiles	3.72
Eosinophiles	3.72
Grands éléments uninucléés	90.42
Lymphocytes.	2.12

Les cellules endothéliales sont presque toutes isolées et vacuolaires. Quelques-unes renferment des hématies.

31. — Polynucléaires neutrophiles	0.68
Eosinophiles	28.76
Grands éléments uninucléés	68.49
Lymphocytes	2.05

Les grandes cellules uninucléées sont toutes vacuolaires, mal colorées et quelques-unes renferment des globules rouges.

La sérosité pleurale a présenté une teinte jaune aux trois ponctions.

Obs. de Guillain et Troisier.

JOUR	HÉMATIES	LEUCOCYTES	RAPPORT	POLY. NEUTR.	POLY. ÉOSIN.	POLY. BASOPH.	MONO.	CELLULES ENDOTH.
15e jour.	2.168.000	1.000	$\frac{1}{2.168}$	56	20	1	22	900

Liquide de couleur jaune d'or ; pas trace d'hémoglobine. Pas de coagulation.

Obs. de DIEULAFOY.

JOURS	HÉMATIES	LEUCOCYTES	RAPPORT	POLY. NEUTR.	CELL. ENDOTH.	MACROPHAGES	ÉOSINOPHILES	LYMPHOCYTES
3e jour.	2.100.000	4.000	$\frac{1}{525}$					
24e jour.	35.000	6.200	$\frac{1}{5}$		620	1.240	2.170	2.170
48e jour.	13.000	8.500	$\frac{1}{1}$					

Liquide jaune citron pendant toute l'évolution de l'hématome ; fibrineux les 24e et 48e jours.

Le 24e jour : globules rouges nucléés, 1 à 2 par préparation.

B. — LIQUIDES NON ÉOSINOPHILIQUES.

Obs. de GUILLAIN et TROISIER.

JOURS	HÉMATIES	LEUCOCYTES	RAPPORT	POLY. NEUTROPHILES	MONONUCLÉAIRES	CELLULES ENDOTHÉLIALES
19e jour. (probable)	422.000	800	$\frac{1}{522}$			
21e jour.	310.000	2.100	$\frac{1}{147}$			
28e jour.	190.000	1.200	$\frac{1}{158}$	112	82	1.005
40e jour.	156.000	600	$\frac{1}{260}$	226	128	243
54e jour	109.000	500	$\frac{1}{280}$	108	251	138

Les globules blancs de l'épanchement sont en désintégration graisseuse.

Liquide rouge, fortement hémoglobinique et à coagulation rapide et abondante aux premières ponctions.

Polynucléaires neutrophiles. — Les polynucléaires neutrophiles ne sont jamais, dans les observations rapportées, les éléments leucocytaires les plus abondants. Dans l'observation de Chastenet de Géry et G. Froin, ils sont presque inexistants.

Eosinophiles. — Leur présence est la règle, et nous trouvons un chiffre de 2170 par millimètre cube dans l'observation de Dieulafoy.

Ils manquent dans le cas très spécial et plutôt exceptionnel de Guillain et Troisier, que caractérise en outre la forte diffusion d'hémoglobine avec aspect laqué du liquide pleural.

Eléments uninucléés. Hémato-macrophages. — L'englobement des hématies par les cellules endothéliales de la plèvre a été très bien décrit par Sacquépée. « Les cellules endothéliales ne restent pas inertes : dans leur nappe protoplasmique on rencontre souvent des globules rouges parfaitement intacts, d'autres sont gonflés, peu colorables, entourés d'une vacuole ; un certain nombre d'hématies disparaissent ainsi par digestion intra-protoplasmique. » C'est l'hémato-macrophagie telle qu'elle a été signalée par Sabrazès et Muratet pour les hémorragies méningées. Sacquépée après avoir constaté dans la sérosité pleurale de son malade des leucocytes neutrophiles et éosinophiles, considère ces derniers surtout comme des leucocytes chargés de débris de globules rouges. En réalité, l'hémato-microphagie est exceptionnelle et l'on voit seulement des polynucléaires neutrophiles se charger de boules hématiques plus ou moins colorées, lorsque la globulolyse est très prononcée.

Les éléments uninucléés et les macrophages sont les éléments leucocytaires ordinairement les plus nombreux, dès le début et pendant l'évolution de la destruction hématique.

Lymphocytes. — Leur quantité semble presque toujours minime du début jusqu'à la fin.

§ 3. — Réactions des éléments du sang circulant dans les hématomes.

L'étude de l'hématolyse dans les liquides céphalo-rachidiens et pleuraux aseptiques nous apporte une notion certaine : les éléments solubles et figurés du sang, et surtout les diverses variétés de leucocytes, sont appelés dans les foyers hémorragiques. Il suffit de se reporter aux observations citées pour constater que des polynucléaires neutrophiles, des éosinophiles, des macrophages et des lymphocytes se rencontrent au milieu des hématies en état de destruction. En même temps que se modifie le stroma des hématies, on observe une altération profonde de ces éléments blancs. En quelques heures, dans ces milieux aseptiques, une grande partie des cellules endothéliales, des polynucléaires et des mononucléaires présentent les apparences morphologiques désignées sous les noms de plasmolyse et de karyolyse.

Il est bien probable que la toxine ou protéase hématique libérée contribue à les altérer. On constate ces destructions leucocytaires, à l'extrême, dans les liquides laqués,qui trahissent une mise en liberté notable d'hématotoxine.Ces leucocytes altérés peuvent d'ailleurs mettre en liberté des substances solubles dont l'action n'est peut-être pas négligeable.

Dès lors, des substances d'origine hématique ou leucocytaire peuvent contribuer aux réactions locales que l'on constate au niveau de l'hématome.

Rôle des substances solubles d'origine hématique dans les

réactions locales. — Il est à peu près certain que les substances solubles d'origine hématique n'ont aucune action sur la diapédèse leucocytaire.

a) Hémoglobine. — Lorsque l'hémoglobine diffuse en grande abondance dans un liquide, le chiffre des leucocytes ne s'élève pas et cette substance stagne ordinairement dans la cavité, plus ou moins longtemps, avant d'être transformée tout entière en pigment jaune.

b) Hématotoxine ou protéase hématique. — Il y a le plus souvent leucopénie ou hypoleucocytose locale, au moment où se produit une diffusion hémoglobinique abondante. Ce fait cadre avec la leucopénie ou la fragilité leucocytaire que nous avons signalée, au moment où se produisent des hématolyses massives, dans le système circulatoire. Ce n'est pas l'hémoglobine qui est la substance nocive. Nous savons que l'hématolyse *in vivo* met en liberté, non seulement l'hémoglobine mais encore la toxine hématique. Cette substance seule explique tout un ensemble de phénomènes ressortissant à la toxicité.

Dans les hématomes céphalo-rachidiens, chaque fois que les malades ont présenté un liquide rouge, nous avons constaté le plus souvent de l'hypoleucocytose, des globules blancs et rouges très altérés, de l'hyperpression du liquide, un état plus ou moins comateux, avec ou sans accidents épileptiformes, de la fièvre, la mort habituelle.

Dans une observation d'hémothorax de Guillain et Troisier, dix jours après le traumatisme, le blessé est pris de frissons, un point de côté apparaît, et la température s'élève à 39°4, le pouls à 120. Les urines sont peu abondantes. On retire 900 grammes d'un liquide de couleur rouge malaga, qui se coagule en quelques heures.

Les jours suivants une amélioration rapide se produit ; toutefois le 28e jour, une poussée fébrile avec dyspnée nécessite une nouvelle ponction. Dès lors, la tendance à la guérison se dessine nettement, la température tombe à la normale ; une crise urinaire de trois litres se fait et le poids remonte.

Les liquides pleuraux retirés chez ce malade sont très hémoglobiniques et peu riches en globules blancs. Les globules blancs et rouges sont très altérés. Les liquides ne contenaient pas de substances globulicides. Mais le sérum sanguin a présenté au début la propriété iso-hématolysante qui a disparu dans les examens ultérieurs (propriété iso-hématotoxique).

Les examens du sang pratiqués en série montrèrent d'abord une anémie, puis une augmentation progressive du nombre des hématies, une hyperleucocytose avec polynucléose légère, puis une éosinophilie au moment de la convalescence.

Toutes ces réactions provoquées par ces hématomes, portent essentiellement la marque de la toxicité, et ne se différencient pas de celles des maladies toxiques microbiennes ; elles ressortissent, dans leur ensemble, à l'action de l'hématotoxine libérée, solubilisée.

Dans le foyer morbide, la quantité de cette toxine est telle qu'elle détruit ou altère tous les éléments cellulaires et provoque une réaction séro-fibrineuse, mais son action est très passagère, puisque elle trouve dans ce milieu des éléments à affinité élective qui la fixent tout entière et la neutralisent, soit la cellule originelle, soit l'antitoxine solubilisée après elle. En tout cas, lorsqu'elle existe avec cette abondance, il y a tendance à la polynucléose et à la macrophagie.

Quant à la toxine hématique qui diffuse dans le sang, nous voyons que son action aboutit à créer une anémie légère avec hyperleucocytose, polynucléose et éosinophilie. Il est donc impossible, par l'étude de ces faits, de désigner un élément leucocytaire sollicité spécialement par la toxine hématique.

Le phénomène le plus saillant qui ressort de l'action de la toxine est un processus cellulicide très général, avec réaction séro-fibrineuse locale (dans l'hémothorax).

c) *Sensibilisatrice.* — Fixée instantanément par les hématies, il est peu vraisemblable qu'elle agisse sur les leucocytes. En tout cas, lorsqu'elle est solubilisée, comme héréto-sensibilisatrice, dans le sang des animaux injectés de globules rouges, elle ne possède pas d'action nocive.

d) *Antitoxine.* — Même conclusion que pour la sensibilisatrice. Elle semble n'exister que pour la toxine.

Solubilisée dans le sang des animaux injectés de sérum sanguin, elle se comporte comme une substance inactive.

e) *Action excito-génétique.* — En passant dans le système circulatoire, la toxine provoque de l'anémie, mais contribue aussi à la régénération hématique.

Cependant, il est possible qu'elle agisse localement en attirant des hématies du sang et peut-être des hématies nucléées (obs. Dieulafoy, p. 132), prolongeant ainsi la stagnation des hématies.

En somme, de toutes les substances solubles spécifiques du globule rouge, il est en une qui influence nettement les éléments du sang circulant, au niveau des parois délimitant les foyers hémorragiques : c'est la toxine hématique dont l'action est double : destructrice et exsudative (séro-fibrineuse), régénératrice et peut-être attractive sur les globules rouges.

Aucune substance hématique ne semble exercer une action chimiotactique, soit sur les polynucléaires neutrophiles, soit sur les éosinophiles ou sur les lymphocytes. Cependant, la diapédèse des polynucléaires neutrophiles, des éosinophiles et des lymphocytes est quelquefois considérable.

Les substances précédentes éliminées, il ne reste plus, comme pouvant agir sur ces leucocytes, aux dépens du corps hématique, que les éléments structurés : la substance protéique d'une part et les substances lipoïdes de l'autre. Le globule rouge entier, non dissocié, présente, comme nous l'avons dit, une véritable armature, le stroma proprement dit, constitué par la substance protéique. Il faut que ce réticulum protoplasmique soit déhiscent ou protéolysé pour que les éléments lipoïdiques (cholestérine et lécithine), mis en liberté. puissent agir.

Mais nous savons que dans le liquide céphalo-rachidien et l'hémothorax, les éléments leucocytaires prédominants au début, sont des polynucléaires neutrophiles ou bien des éosinophiles. Voyons les conditions qui peuvent le mieux influencer ces deux sortes de leucocytes. Elles sont au nombre de deux.

1° *Les hématomes à contenu hématique peu abondant : réaction des polynucléaires neutrophiles et des lymphocytes.* — Dans le liquide céphalo-rachidien, si le nombre des hématies est peu considérable, au-dessous de 500.000 par millimètre cube en moyenne, il se produit vers le 3e, 4e ou 5e jour une diapédèse de polynucléaires neutrophiles. Ces leucocytes sont en général peu nombreux.

La petite quantité d'hématies qui se détruit dans le liquide céphalo-rachidien se dissout rapidement, en 4 à 8 jours, et après cette période les polynucléaires neutrophiles disparaissent. L'hématophagie est toujours peu prononcée ; la dissolution extra-leucocytaire est incomparablement plus importante que la dissolution intra-leucocytaire. Souvent, après ce stade de polynucléose, on voit des stromas dissociés et globulolysés. Nous admettrons donc que c'est là un travail auquel peuvent prendre part les polynucléaires neutrophiles, qui contiennent justement un ferment protéolytique.

Pouvons-nous, par suite des faits constatés, admettre que

les protéides hématiques exercent une influence chimiotactique sur les polynucléaires neutrophiles ? Rien ne nous y autorise. Il n'y a pas en effet de parallélisme absolu entre le degré de l'hématolyse et la diapédèse des polynucléaires neutrophiles. Il est même très important de savoir que, malgré la quantité parfois très nombreuse des hématies en état de destruction, la polynucléose locale est peu marquée. Jamais elle n'atteint une intensité créant la purulence, c'est-à-dire que l'hématie extravasée n'aboutit pas à une diapédèse et à une mortification leucocytaires, comparables à celles que l'on voit journellement dans certains processus infectieux.

Toute diapédèse leucocytaire très intense suppose en effet une vaso-dilatation et une attraction chimiotactique fortes. Or, il ne semble pas que la toxine hématique soit très vaso-dilatatrice, ou du moins, elle ne peut manifester énergiquement cette action, car elle trouve dans les hématomes les cellules appropriées qui l'absorbent très avidement et ne la laissent pas en solution dans le milieu liquide. Quant aux protéides hématiques, nous pourrions peut-être admettre leur action attractive sur les polynucléaires neutrophiles, si l'existence de sérums spécifiques leucocytolytiques n'avait été démontrée par Besredka. Les expériences de cet auteur montrent que les substances qui peuvent influencer les leucocytes au maximum, sont celles que contient le sang d'un animal préparé par des injections de globules blancs.

Nous ne reprendrons pas pour le leucocyte, la nomenclature des différents corps spécifiques étudiés à propos du globule rouge. Besredka a montré qu'un sérum spécifique est destructeur et excitogénétique pour les leucocytes de la même espèce animale. Il existe également une anti-leucotoxine. Mais cette spécificité ne semble pas aussi absolue que pour les sérums hématolytiques. « Ainsi, dans une de nos expériences, un sérum leucotoxique pour le bœuf, fourni par un cobaye, l'a été aussi pour le lapin ; de même, un sérum de chèvre, leucolytique pour l'homme, se montra fortement leucotoxique pour les globules blancs de cobaye (1). » De plus, « les sérums leucotoxiques sont très peu stables ; ils perdent *in vitro* leur propriétés spécifiques encore plus facilement que les sérums hémolytiques. Le chauffage à 55° pendant une demi-heure leur fait perdre entièrement leur propriété dissolvante » (Besredka).

Nous admettrons que le leucocyte contient une toxine ou protéase ainsi qu'une antiprotéase spécifique correspondante. Mais il faut savoir que la fragilité des leucocytes est considérable : leur destruction et leur régénération abondantes résultent de la facilité de leur pénétration par les toxines, sans nécessité, semble-t-il, d'une sensibilisation préalable.

Retenons que des leucocytes se détruisent dans les hématomes : il est probable que la toxine spécifique solubilisée est la substance chimiotactique qui attire ces éléments. Cette remarque s'applique en particulier au polynucléaire neutrophile, toujours très altéré dans les hématomes. Le lymphocyte semble beaucoup plus résistant, et son noyau conserve bien mieux son aspect normal ainsi que ses affinités tinctoriales. Des deux variétés de leucocytes, polynucléaires neutrophiles et lymphocytes, ce sont donc ces derniers qui, moins leucocytolysés, devront être les moins nombreux. On les voit pendant la phase de polynucléose, et leur nombre décroît en même temps que celui des polynucléaires.

Besredka fait remarquer que les sérums leucocytolytiques sont toujours légèrement hématolytiques, bien que l'émulsion de leucocytes originaire ne contienne macroscopiquement

(1) Besredka, La leucotoxine et son action sur le système leucocytaire. *Ann. Inst. Pasteur*, 1900, p. 391.

aucune trace de sang. Ceci correspond au fait que nous connaissons, à savoir que les toxines ou protéases ne sont pas rigoureusement spécifiques. De même que l'hématotoxine ou protéase hématique imprègne et détruit les leucocytes, de même la leucotoxine s'attaque aux substances hématiques, que cette leucotoxine soit une protéase ou une lipase. Puisque ces ferments hématiques et leucocytiques peuvent détruire non seulement les cellules de la même espèce, mais les cellules d'une autre espèce, on comprend l'importance de l'hématotoxine et des leucotoxines, libérées dans le sang circulant, sur l'équilibre physiologique et pathologique des éléments figurés.

Dans les hématomes dont la suspension globulaire n'est pas trop élevée, l'hématolyse est peu importante, mais rapide, et s'accompagne de la présence dans le foyer morbide de polynucléaires neutrophiles et de lymphocytes. Si ces leucocytes s'extravasent seulement sous l'influence de leurs ferments spécifiques, lorsqu'ils arrivent dans l'hématome, ils n'en contribuent pas moins à la protéolyse et à la lipolyse hématiques.

2° *Les hématomes à contenu hématique très abondant : réaction des éosinophiles.* — Les éosinophiles viennent rarement dans le liquide céphalo-rachidien. Ils ne s'y montrent en quantité appréciable que si l'hématome présente beaucoup de globules rouges et de sérum sanguin. Dès que la sérosité sanguine diminue, ils disparaissent du liquide : leur passage est ordinairement éphémère.

Ils viennent souvent, presque constamment, dans l'hématome pleural, toujours très riche en globules rouges et en sérosité sanguine. Leur séjour est prolongé, comme la sérosité sanguine elle-même.

Si l'hématolyse est très prononcée, et si le liquide devient laqué, ils sont absents ou diminuent considérablement, tandis que les polynucléaires neutrophiles subsistent. En effet, l'éosinophile trahit, relativement à l'abondance des globules rouges, une hématolyse lente.

D'une façon générale, si, avec l'éosinophilie, les hématies sont très abondantes, le liquide qui les baigne ne possède aucun pouvoir globulicide. Dans deux cas d'hémorragie méningée avec éosinophilie, le liquide céphalo-rachidien ne nous a montré aucun pouvoir globulicide sur des hématies d'homme et de lapin. Dans un cas d'hémothorax avec éosinophilie, Guillain et Troisier disent que le liquide était à peu près incapable d'hématolyser les globules rouges du lapin.

Ces hématolyses portant sur un très grand nombre de globules rouges, feraient penser qu'on doit trouver en abondance des substances hématolytiques, en particulier de l'hématotoxine, en solution. Elles montrent, au contraire, le phénomène inverse. D'abord, le sérum extravasé apporte de l'antitoxine spécifique et sa lipase reste inutilisée ; ensuite, si la résorption est lente, outre la toxine des globules rouges, nous savons que de l'antitoxine est solubilisée dans le liquide de l'hématome. Cette antitoxine pourra neutraliser complètement, à un moment donné, la toxine libérée, et la dissolution par les substances solubles étant entravée, l'endothélium pleural aura le temps de phagocyter ces hématies stagnantes. Aussi l'hématophagie se produit au maximum dans ces liquides non hématolysants et à résorption très lente. La destruction intra-leucocytaire semble prédominer parfois sur la destruction extra-leucocytaire.

Les globules rouges se présentent ainsi, dans un état anormal, non physiologique. Ce sont des hématies moins protéolysées et peut-être moins sensibilisées que dans un sang normal. Ce que nous pouvons dire, c'est que cet état entraîne une formule leucocytaire tout à fait anormale : une éosinophilie souvent considérable. Quel rôle vient jouer l'éosinophile? Nous savons qu'il s'agit d'un globule rouge qui n'est pas suffisamment auto-protéolysé pour être détruit dans l'humeur, qui est difficilement dissocié et ne se présente pas dans les conditions propices à cette dissociation. Comme le globule est relativement intact, c'est donc encore au stroma protéique que pourra s'attaquer l'éosinophile. Rist et Léon Kindberg ont montré que les éosinophiles contiennent sans doute un ferment protéolytique, comme les polynucléaires neutrophiles.

Telles sont les variations leucocytaires constatées au cours de ces hématolyses diverses, variations causées par le nombre des globules rouges à détruire, le milieu liquide qui les baigne, la durée de leur stagnation, l'intensité de la destruction leucocytaire, etc., mais non par une modification foncière du globule rouge, par une altération ou un changement de ses substances actives, qui interviennent seulement dans la qualité des réactions.

L'équilibre leucocytaire normal du sang est, en moyenne, de 65 à 70 polynucléaires neutrophiles pour 30 à 35 mononucléaires. Quel est l'hématome qui présente le plus souvent un équilibre leucocytaire comparable ? C'est indiscutablement l'hématome céphalo-rachidien. Quand le chiffre de sa leucocytose, par rapport aux hématies, se rapproche de celui du sang normal, l'équilibre leucocytaire est copié sur celui du sang ; lorsque l'hyperleucocytose est considérable (10.000, 20.000), c'est le polynucléaire neutrophile qui en est surtout le représentant. De même, dans le sang, les grosses hyperleucocytoses (les leucémies ne rentrent pas dans le cadre des hyperleucocytoses) sont principalement des polynucléoses neutrophiles.

L'hématome céphalo-rachidien est donc celui qui reproduit le mieux, au point de vue de ses équilibres leucocytaires, l'image des équilibres leucocytaires du sang circulant. Or, la dissolution hématique extraleucocytaire y prédomine certainement sur la dissolution intraleucocytaire.

L'hématome pleural s'en différencie, en général, très nettement. C'est un hématome à éosinophilie et macrophagie persistantes et prédominantes. Sa caractéristique est la stagnation prolongée dans la cavité pleurale d'un très grand nombre d'hématies.

La macrophagie est non seulement fonction de l'altération globulaire, mais encore de cette stagnation. L'éosinophilie résulte d'une auto-intoxication insuffisante des hématies. Elle ne dépasse jamais les chiffres de 6.000 à 10.000 éosinophiles par millimètre cube. Cette éosinophilie et cette macrophagie prédominantes constituent donc essentiellement un processus anormal.

C'est ce que va, d'ailleurs, nous révéler d'une façon plus nette encore l'hématolyse intra-vasculaire.

De l'étude de l'hématolyse dans les liquides céphalo-rachidiens et pleuraux aseptiques, nous concluons que les hématies possèdent une action sur les leucocytes et le plasma sanguin, et que réciproquement les leucocytes agissent sur les hématies. Voici comment on peut fixer le mode d'action des différentes substances hématiques et leucocytaires les unes sur les autres :

1° La substance protéique globulaire, normalement sensibilisée, peut être attaquée par les polynucléaires neutrophiles. Le ferment protéolytique de ces leucocytes crée avec la protéase hématique, la protéolyse, d'où le phénomène de la globulolyse hématique, avec ou sans diffusion hémoglobinique.

2° La substance protéique globulaire insuffisamment protéolysée, s'accompagne de la réaction des éosinophiles, vecteurs d'un ferment protéolytique. La globulolyse se fait moins rapidement que sous l'action du processus normal, avec intervention des polynucléaires neutrophiles.

3° La globulolyse effectuée, les lipoïdes libérés ne pourront être sensibles qu'à une action lipolytique. Celle-ci peut être fournie par les lymphocytes présents dans l'hématome.

Parmi les corps spécifiques solubilisés, un seul agit sur les éléments du sang circulant : la toxine.

4° La toxine hématique, foncièrement destructrice, comme toute toxine, en venant au contact de la paroi de la cavité permet à la partie liquide du sang et aux substances solubles qu'elle charrie, d'envahir cette cavité. C'est la réaction séro-fibrineuse.

CHAPITRE IV

L'HÉMATOLYSE ET LA LEUCOCYTOLYSE NORMALES INTRA-VASCULAIRES

§ 1. — Auto-régulation de l'équilibre des éléments figurés du sang par les substances spécifiques hématiques et leucocytaires.

Nous savons que les substances hématiques, la sensibilisatrice, la toxine et l'antitoxine, sont solubilisées grâce à la dissociation des globules rouges. Il est prouvé depuis longtemps que des globules rouges se détruisent dans le système circulatoire : la libération de ces substances dans les vaisseaux est donc certaine.

En outre, si les leucocytes contiennent des corps qui agissent sur les cellules elles-mêmes et sur les globules rouges épanchés en dehors des vaisseaux, ils peuvent manifester à plus forte raison cette action dans le système circulatoire qui constitue leur milieu propre, leur véritable champ d'action. Les substances des globules mourants arrivent au contact de globules constamment naissants.

L'énorme prédominance des hématies sur les leucocytes, permet de prévoir, qu'à l'état normal, les hématies influencent profondément l'équilibre leucocytaire. En effet la toxine hématique est, après la leucocytotoxine, la substance la plus nocive pour les leucocytes. Ceux-ci doivent traduire par les variations de leur quantité dans le système vasculaire, des états hématiques spéciaux. Nous pouvons interpréter l'équilibre leucocytaire, qui comporte de 6 à 7.000 leucocytes par millimètre cube, comme nous l'avons fait pour les hématomes.

La polynucléose normale (4.500 à 5.000 par millimètre cube) montre que la destruction hématique est notable. La destruction et par suite la genèse leucocytaire portent surtout sur les polynucléaires neutrophiles.

L'éosinophilie normale (100-200 par millimètre cube) montre que le milieu est nettement toxique et que la leucocytolyse éosinophilique est minime.

Quant à la mononucléose normale, constituée par des petits et moyens mononucléaires (2.000 à 3.000 par mm. cube), elle est entretenue par la quantité notable de ferment lipolytique contenue dans le sang circulant, suffisante pour réaliser une forte hématolyse extra-leucocytaire ; aussi, les macrophages sont très rares ou absents dans le sang circulant. Dans ce milieu, toutes les substances hématolytiques solubles sont en quantité surabondante. De plus, nous avons vu dans les hématomes, que la stagnation des hématies souffrantes semble nécessaire à la création d'une macrophagie notable. Le système circulatoire ne présente que dans les organes hémopoiétiques et surtout la rate (et un peu dans le foie, à cause de l'hypotension portale physiologique), les sinus ou points morts, à circulation ralentie, les lacs sanguins en un mot, où pourra s'effectuer une stagnation propice à l'englobement macrophagique.

Si nous considérons maintenant le système circulatoire dans son ensemble, avec ses canaux vasculaires à circulation rapide, et ses lacs de stagnation dans la moelle osseuse et la rate, on peut envisager les vaisseaux comme le territoire de l'hématolyse extra-leucocytaire proprement dite, et le territoire des lacs sanguins comme celui de l'hématolyse intra-leucocytaire. Les deux champs de l'hématolyse nous apparaissent ainsi comme très inégaux : celui de l'hématolyse extra-leucocytaire est beaucoup plus important et plus vaste que celui de l'hématolyse intra-leucocytaire.

Si l'on s'en rapporte à l'enseignement fourni par les hématomes céphalo-rachidiens et pleuraux, on voit que les hématies mélangées à des polynucléaires neutrophiles sont avant tout solubilisées en dehors des leucocytes, tandis que si elles sont accompagnées d'éosinophiles, beaucoup sont phagocytées. Si l'action est comparable dans le système circulatoire, on dira, puisqu'il y existe, en moyenne, 4.500 polynucléaires neutrophiles pour 150 éosinophiles, que les hématies solubilisées dans le plasma sanguin sont environ 4.500 — 150 = 4.350 fois plus nombreuses que celles qui doivent être phagocytées. Il en résulte que l'hématophagie physiologique est bien moins importante que la dissolution hématique extra-cellulaire.

§ 2. — **Hémoglobinolyse intra-vasculaire.**

Au cours de cette dissolution extra-leucocytaire, que devient l'hémoglobine ? L'opinion classique admet qu'elle est absorbée par la cellule hépatique pour être transformée par cette cellule en pigments biliaires. Nous nous sommes élevé dans plusieurs travaux, contre cette opinion qui n'est nullement prouvée. En effet, Gilbert, Posternak et Herscher ont démontré que le pigment normal du sérum est la bilirubine. Cette matière colorante est contenue en très petite quantité dans le sérum sanguin : en moyenne 1/36-500, soit 2 cg. 7 de bilirubine par litre de sérum sanguin (Gilbert et Herscher). C'est par un procédé spécial que Gilbert et Herscher la mettent toujours en évidence ; or, la bilirubine est un produit de la destruction de l'hémoglobine des globules rouges ou hémoglobinolyse.

Une notion très importante, bien établie dans ces dernières années, est que l'hématolyse dans les foyers hémorragiques produit des pigments biliaires. Dans 178 liquides céphalo-rachidiens, pleuraux et péritonéaux sanglants, nous avons constaté 53 fois, après centrifugation, la réaction de Gmelin. Les pigments biliaires avaient certainement pris naissance au niveau de ces hématomes, car le sérum sanguin des malades, examiné dans tous les cas, contenait une quantité bien moins considérable de pigments ou même ne présentait aucune des réactions employées journellement pour leur recherche. Nous avons montré que la bilirubigénie dans les liquides hémorragiques est parallèle au degré de l'hématolyse ou plutôt de l'hémoglobinolyse. S'il y a beaucoup d'hémoglobine transformée, le liquide devient très jaune et présente la réaction de Gmelin. Si la quantité d'hémoglobine élaborée est minime, le liquide moins jaune ne présente pas la réaction de Gmelin. Il est alors tout à fait comparable au sérum sanguin physiologique, et la méthode de Gilbert, Posternak et Herscher permettra sans doute d'y déceler constamment de la bilirubine.

Mais sans s'arrêter à la nature intime de ces pigments, ce qui importe ici, c'est de bien mettre en évidence que ces colorations du sérum sanguin et des liquides hémorragiques relèvent de l'hémoglobinolyse. Il en résulte que sans hémoglobine le sérum sanguin serait incolore. Et parmi les humeurs de l'organisme, le liquide céphalo-rachidien, qui ne provient pas d'une simple transsudation et ne contient à l'état normal ni globules rouges, ni hémoglobine, est absolument incolore.

Il est très probable que l'organisme emploie les mêmes moyens, pour réaliser l'hématolyse intra et l'hématolyse extra-vasculaire. En effet, il semble que dans les deux cas, l'élaboration des stromas globulaires et la formation des pigments, en particulier de la bilirubine, résulte d'une action leucocytaire ou hématique.

La création de la bilirubine aux dépens de l'hémoglobine diffusant hors des globules rouges, dans les foyers hémorragiques, sans action intermédiaire de la cellule hépatique, n'est pas un fait nouveau. Non constaté par Hayem, il a été vu au contraire par Langhans, Cordua, Quincke, Bard, Froin, Milian, Vincent et Poisot, Guillain et Troisier, Widal et Joltrain, etc.

Il est impossible de comprendre l'hémoglobinolyse et par conséquent la bilirubigénie sans incriminer une action des ferments leucocytaires et peut-être du ferment hématique lui-même. En effet, il y a toujours diapédèse de leucocytes dans le liquide hémorragique quand l'hémoglobine est transformée, et si les leucocytes y sont en trop petite quantité, très altérés ou absents, l'hémoglobinolyse ne se fait pas ou se fait mal. Déjà, Neumann (confirmant l'opinion ancienne de Langhans et les recherches de Quincke), Schmidt ont incriminé l'intervention des éléments cellulaires de l'organisme et particulièrement des leucocytes dans la transformation de l'hémoglobine. Mais leurs constatations faites sur des caillots ou des extravasats sanguins, dans des tissus, restent très imprécises sur le rapport qu'il peut y avoir entre la présence des leucocytes et l'hémoglobinolyse, et surtout sur la nature des pigments. Dans les liquides hémorragiques au contraire, où l'on peut compter les globules rouges, les globules blancs, et évaluer la qualité et la quantité des divers pigments, pendant toute la durée de l'hématolyse, il est possible d'apprécier bien mieux l'intervention des leucocytes dans l'hémoglobinolyse.

Existe-t-il une variété de leucocytes spécialisée pour la fonction hémoglobinolytique ? Nous ne pouvons le dire. Cependant, le polynucléaire neutrophile est l'élément leucocytaire prépondérant dans les foyers hémoglobinolytiques. Il est possible, puisque l'hémoglobine est une substance albuminoïde, qu'il agisse sur elle par l'intermédiaire de son ferment protéolytique.

Ces notions étant acquises, il est facile de voir que dans le système vasculaire lui-même, la création de tous les pigments d'origine hémoglobinique se comprend beaucoup mieux par l'action des leucocytes et peut-être de la protéase hématique, que par celle de la cellule hépatique. En effet, étant donné ce qu'on voit dans un liquide hémorragique, il est hors de doute que le système circulatoire charrie plus de leucocytes qu'il n'est nécessaire pour élaborer l'hémoglobine des globules rouges mourant dans le système vasculaire. Dès lors, la question du rôle bilirubigénique des leucocytes intra-vasculaires se pose pour plusieurs raisons que nous avons déjà exposées, et qui se basent sur une interprétation différente des faits prétendant démontrer que la bilirubigénie est une fonction de la cellule hépatique.

Ces faits ne démontrent pas ou s'opposent à la conception de la fonction bilirubigénique de la cellule hépatique. Ils comprennent :

1° **L'hépatectomie**. — Stern, Minkowski et Naunyn, ont pratiqué l'hépatectomie chez des animaux et constaté ensuite que les pigments biliaires ne s'accumulent pas dans le sérum sanguin. Ils en déduisent que ces pigments sont créés par le foie. Or, cette expérience ne peut rien prouver en ce qui concerne une fonction déterminée du foie. Les animaux hépatectomisés meurent toujours en quelques heures, ce qui montre uniquement que le foie est un organe immédiatement nécessaire à la vie. Quand ce viscère est simplement lésé, il réagit « sur d'autres organes, arrive à vicier le milieu humoral de l'organisme, étend à l'économie tout entière la répercussion des atteintes qu'il subit (1) ». Avec l'extirpation de l'organe, les troubles sont encore plus profonds et retentissent aussitôt non seulement à distance, mais sur la vie du sang lui-même. En effet, les fonctions biochimiques si importantes de la cellule hépatique n'existent que pour être prolongées et utilisées par le sang. Aussi, après les organes du nœud vital de Bichat (cœur, poumon, bulbe), le foie est peut-être le viscère dont la destruction ou la soustraction éteint le plus rapidement les sources de la vie. On a retiré en effet le grand centre d'élaboration ou de passage pour les matériaux qui assurent la continuité du fonctionnement du sang. Pour représenter, par un exemple plus concret, l'effet des réactions chimiques si complexes et si immédiatement nécessaires dont il est le foyer, on peut s'imaginer que le sang présente avec le foie une solidarité physiologique comparable à celle du système nerveux moteur et du muscle. Supprimez les voies nervomotrices et le muscle n'agit plus : son action est aussitôt suspendue. De même, sans le foie, le sang ne peut rien ou plutôt les fonctions cellulaires s'arrêtent. On comprend alors que les leucocytes, éléments si fragiles, voient leurs fonctions anéanties. Il est impossible au sang de supporter cette désunion avec le foie dont la présence assure sa propre vie. Qu'on prenne garde d'attribuer indûment à la cellule hépatique elle-même les actes leucocytaires dont sa disparition provoque la déchéance ! Constater que les animaux hépatectomisés n'accumulent pas de pigments dans leur sérum, n'est donc pas démontrer que la cellule hépatique est directement nécessaire à l'élaboration de ces pigments.

Le foie semble d'ailleurs être une simple glande d'excrétion des produits hématiques solubilisés ou transformés. La

(1) Chauffard, *Traité de path. génér.* de Bouchard, t. V, p. 3.

cellule hépatique fixe probablement la toxine hématique, comme tant d'autres poisons. Sa situation anatomique au débouché de la rate, foyer d'hématolyse et par conséquent producteur de toxine hématique, lui facilite cette tâche. Le foie élimine en outre de la cholestérine et de la lécithine. Il est l'organe d'excrétion de la bilirubine, pigment dérivé de l'hémoglobine.

2° **L'ictère grave**. — La physiologie pathologique du foie indique encore plus nettement que la bilirubigénie se fait dans le système vasculaire. L'immense majorité des ictères graves avec destruction de la cellule hépatique, s'accompagne d'une diminution de ses fonctions, et par contre d'une cholémie intense. Gilbert et Herscher ont précisé par des chiffres cette hypercholémie que l'observation montre journellement au cours de l'ictère grave. Et qu'on n'argue pas ici d'une dissociation des fonctions : il y a exagération véritable de la bilirubigénie, et elle résulterait du travail d'une cellule morte ou mourante ! Mais ces dissociations fonctionnelles des organes ont été signalées quand les processus pathologiques s'effacent ou évoluent chroniquement, et non pas au moment de leurs agressions menaçantes. Ils sidèrent alors tout le travail cellulaire.

De plus, tous les faits de dissociation bien établis se rapportent plutôt à des fonctions d'excrétion (telles que les rénales) qu'à des fonctions d'élaboration.

Quant aux cas d'ictère grave entraînant l'acholie pigmentaire, ils reproduisent, sans doute par destruction massive, des conditions comparables à celles de l'extirpation de l'organe, avec arrêt de l'hémoglobinolyse sanguine. Dans une observation avec autopsie, rapportée par Moxon, il y avait ictère intense et absence de pigments dans les voies biliaires. Aussi, Harley s'appuyant sur cette observation soutenait que « la biliverdine n'est autre chose que de l'hématine oxydée, qui ne se forme pas dans le foie, mais que celui-ci extrait du sang au niveau des capillaires. La couleur naturelle jaune du sérum sanguin est due au pigment que nous appelons biliverdine ou pigment biliaire, après qu'il a été extrait du sang par le foie » (1). Harley ne se demande pas quel est l'agent de la bilirubigénie dans le sang. Nous prétendons que c'est le leucocyte et peut-être le ferment hématique lui-même.

3° **La constitution moléculaire de l'hémoglobine.** — L'hémoglobine ne pourrait pénétrer normalement dans les cellules hépatiques qu'au moment de son passage dans les capillaires délimités par ces cellules. Bien que ces dernières soient en contact direct avec le sang, non séparées de lui par une membrane propre, leur protoplasma est organisé et ne se laisse pas imprégner aussi facilement qu'on pourrait le croire, par les substances solubilisées dans le sang.

En tout cas, nous savons que l'hémoglobine, colloïde à molécule énorme, est très peu diffusible. S'il est une substance solubilisée dans le sang, dont la pénétration intra-cellulaire est difficile, surtout aux doses infimes où elle pourrait se trouver en solution dans les capillaires du foie, c'est bien l'hémoglobine. Il est probable que si cette albumine pouvait pénétrer la cellule hépatique, toutes les autres albumines plus diffusibles traverseraient le foie avant elle. A vrai dire, lorsque la cellule hépatique sera très malade ou lorsque l'on injectera de grandes quantités de cette substance dans le système circulatoire (Wertheimer et Meyer), l'hémoglobine pourra traverser la cellule hépatique. Dans cette dernière expérience, il y a hémoglobinocholie et la cellule hépatique bien que normale, ne montre pas une très grande aptitude à créer la bilirubine.

(1) G. Harley, *Traité des maladies du foie*. Trad. par P. Rodet. Paris, 1890, p. 84.

Si, dans les états pathologiques, la cellule hépatique peut transformer en partie l'hémoglobine qui l'infiltre, cette pénétration apparaît comme nulle à l'état normal.

4° **L'absence de sidérose hépatique normale.** — Lapicque prétend que dans l'hématolyse de globules normaux (pléthore expérimentale) « à peu près tout le fer de ces globules se retrouve dans la rate et la moelle osseuse » (1).

Si l'hémoglobine était tout entière dissociée dans la cellule hépatique, on devrait y constater toujours un contenu ferrique considérable, en proportion correspondante à la bilirubigénie intra-hépatique. La petite quantité de fer normalement excrétée par la bile, est donc puisée par la cellule hépatique, dans le milieu de l'hématolyse normale : le sang circulant.

5° **Mutations pigmentaires effectuées par la cellule hépatique in vitro.** — Si l'hémoglobine est mise au contact des cellules hépatiques, celles-ci forment « à ses dépens, entre autres substances, un pigment spécial, différent du pigment biliaire, de la bilirubine, dont il a les autres caractères (de solubilité, par exemple), par l'absence de la réaction de Gmelin (Anthen) » (2).

Ce pigment, voisin de la bilirubine, ne présente donc pas la réaction caractéristique de cette substance. De plus, il est difficile de conclure rigoureusement des actions chimiques cellulaires observées *in vitro*, à celles qui caractérisent la physiologie de l'être vivant. Nous pouvons, dans un autre ordre d'idées, en citer un exemple. Si l'on met en contact *in vitro* un extrait de cerveau et du sérum sanguin, ce dernier perd en quelques minutes son pouvoir hématolytique. Ne serait-ce pas une erreur grossière de conclure que la physiologie du cerveau comporte la fixation des hématolysines ?

(1) Lapicque, *Bull. Soc. de biol.*, 12 décembre 1908, p. 627.
(2) Dastre, Art. Bile, *Dict. de phys. de* Richet, p. 192.

Nous admettrons donc, jusqu'à démonstration contraire, que la bilirubine se fait normalement dans le sang. Le foie se montre comme une véritable éponge s'imbibant plus ou moins de bilirubine, sans doute à cause de la grande diffusibilité de cette substance. L'imprégnation du tissu hépatique peut être très forte, parce que c'est la voie d'élimination naturelle. Bien que d'origine directement sanguine, le pigment, même dans les cas de production anormale et considérable, pourra se trouver en plus grande quantité dans le foie que dans le sang, parce qu'il s'accumule sur la voie de l'élimination physiologique. Il faut donc comprendre qu'il peut exister une grande disproportion, au point de vue de la quantité de bilirubine contenue dans le parenchyme d'une part et le système sanguin de l'autre, de même qu'on voit plus d'eau dans un lac que dans les rivières qui l'alimentent.

On pensera immédiatement que si la cellule hépatique absorbe la bilirubine préformée, il est facile de le démontrer, en dosant le contenu pigmentaire du sang à l'entrée et à la sortie du foie, de répéter en un mot une expérience comparable à celle de Claude Bernard, prouvant la glycogénie hépatique. Mais avant d'entreprendre une expérience visant la recherche de substances parfaitement déterminées, il est une règle en physiologie qui consiste à la discuter d'abord et à présumer si elle peut conduire à un résultat, enfin, à savoir si ce résultat pourra être judicieusement interprété. Or, il nous semble que, dans le cas particulier, le but de l'expérience est impossible à atteindre. En effet, nos méthodes de recherche et surtout de dosage des pigments biliaires sont trop grossières pour nous donner une réponse valable. Afin de bien le faire comprendre, partons d'un fait connu et raisonnons sur ce fait, pour envisager la question des pigments biliaires. On sait que le sang de l'homme contient environ

0 gr. 30 d'urée par litre et qu'il s'en élimine par vingt-quatre heures, dans 1.200 à 1.500 grammes d'urine, environ 25 grammes. Si l'on supposait que ces 25 grammes d'urée filtrent entièrement au fur et à mesure qu'ils circulent dans le rein, on verrait qu'il suffit de 83 litres de sang, passant dans le rein, pour laisser échapper les 25 grammes qu'ils contiennent. Mais l'acte physiologique est loin d'être aussi grossier. En réalité, des milliers de litres de sang circulent dans le rein en l'espace de vingt-quatre heures et c'est par milligrammes que chaque litre de sang abandonne l'urée qui filtre avec l'urine. Quelle est la méthode de dosage assez précise qui pourrait montrer la différence du contenu, en urée, dans le sang de l'artère d'une part, et dans celui de la veine rénale d'autre part ?

Il en est de même pour le foie qui sécrète de 600 à 1.200 grammes de bile par vingt-quatre heures. Dans cet organe, passent dans le même temps des milliers de litres de sang, et il suffit qu'une très petite quantité de bilirubine soit à chaque instant absorbée, pour qu'une humeur extrêmement colorée puisse être constituée aux dépens d'une autre l'étant légèrement, de même que nous avons vu 25 grammes d'urée concentrés par le rein dans 1.200 grammes d'eau, aux dépens d'un liquide n'en contenant que 0 gr. 20 à 0 gr. 50 par litre.

Déceler la différence en bilirubine du sang de la veine porte de celui des veines sus-hépatiques est donc impossible : nous ne possédons pas de réactif assez sensible pour doser les traces de ce pigment en plus ou en moins. Aussi ne peut-on démontrer directement, par l'expérimentation, que la cellule hépatique absorbe la bilirubine circulant normalement dans le système sanguin.

C'est souvent par une voie détournée que l'on se trouve amené à suspecter les faits qui paraissent les plus solidement établis. En étudiant l'hématolyse dans les séreuses, nous nous sommes trouvé dans des conditions plus avantageuses qu'au niveau du système circulatoire lui-même pour apprécier toutes les variantes et toute la complexité du phénomène.

Nous écrivions en 1906 : « Nous espérons que la pathologie humaine nous aura permis d'élucider ce point de physiologie. Bien plus, c'est encore par l'intermédiaire de la pathologie que nous verrons peut-être la confirmation de ces faits. S'ils sont vrais, on serait autorisé dans certains cas de pléiochromie à incriminer une hématolyse exagérée dans le système sanguin (1). »

Les remarquables travaux de Chauffard, Widal et leurs élèves ont permis de créer une variété d'ictères caractérisée par une diminution de la résistance globulaire, avec intégrité apparente du foie. Dans cette affection, la bilirubine s'accumule néanmoins dans le sang. Si l'on voulait prétendre qu'elle est fabriquée par le foie, il faudrait supposer que cet organe peut absorber toute l'hémoglobine et est suffisant pour la transformer, mais non pour l'éliminer. Or, Widal, Abrami et Brulé ont montré que le foie élimine parfaitement toute la bile, qu'il n'y a pas de rétention des acides et sels biliaires. La surcharge bilirubinique du sang ne se produit pas par stagnation ou reflux pléiochromique, mais résulte bien d'une formation autochtone. Ces faits sont donc entièrement favorables à notre thèse, à savoir que la bilirubine se crée dans le sang circulant et non dans les cellules du foie.

Nous arrivons donc à l'unité de la fonction hématolytique dans tout l'organisme. Pour élaborer les substances contenues dans un élément mobile, l'organisme se sert également d'un élément mobile. Et si le globule rouge s'extravase, il n'échappe

(1) G. Froin, Hématolyse, pigments biliaires et cellule hépatique, *Gaz. des hôpitaux*, 18 janvier 1906, p. 77.

pas à la destruction complète (stroma et hémoglobine) parce que le globule blanc s'infiltre jusqu'à lui. Finalement, l'on voit que le sang trouve en lui-même ses éléments de destruction ; ils circulent avec lui pour l'auto-cytolyse.

§ 3. — Durée de la vie des globules rouges.

Si la bilirubigénie est régie par les mêmes éléments formateurs dans tout l'organisme, on comprend l'intérêt de son étude dans des cavités closes où elle peut être mieux analysée que dans le sang. Et comme elle est fonction de la destruction des globules rouges, s'il est possible d'apprécier rigoureusement la quantité de pigment élaboré, que nous désignerons par la lettre A correspondant à un nombre déterminé de globules rouges détruits que nous représenterons par la lettre B, on écrira l'équation : A = B. Si, dans une humeur de l'organisme, nous pouvons fixer la valeur des deux lettres A et B et que dans un autre liquide, le sang par exemple, nous puissions connaître l'une de ces valeurs, immédiatement nous en déduirons l'autre, puisqu'elles sont égales. Le liquide céphalo-rachidien, grâce à son état incolore normal, nous a permis d'établir les valeurs auxquelles correspondent les deux lettres A et B.

Cet état incolore du liquide céphalo-rachidien est d'autant plus important qu'il peut se modifier, et dans certains faits pathologiques (inflammations et surtout hémorragies méningées) présenter une coloration jaune identique à celle du sérum sanguin. Dans les inflammations méningées, cette coloration peut provenir en partie de la transsudation du sérum sanguin qui se mélange au liquide, et le teint plus ou moins en jaune. Mais dans les hémorragies méningées pures, grâce à des constatations très précises sur la composition chimique du liquide céphalo-rachidien (recherches de l'albumine, de la fibrine, de la lipase, etc.), nous avons vu que la pigmentation jaune résulte entièrement de l'hématolyse intra-arachnoïdo-pie-mérienne.

Ceci étant établi, nous avons observé des malades chez lesquels le liquide céphalo-rachidien hémorragique et le sérum sanguin examinés au même instant, présentaient sous le même volume, une coloration absolument identique. Or, le jaune du premier provenait de l'hématolyse des globules rouges stagnant dans le sac arachnoïdo-pie-mérien et le jaune du second relevait de l'hématolyse des globules rouges circulant dans le système vasculaire.

Pour teinter également un volume identique des deux liquides, on devait penser *à priori* qu'une même quantité de globules rouges se détruisait dans les liquides céphalo-rachidien et sanguin, et que l'hémoglobinolyse y était égale.

S'il est possible dans de tels cas de compter les globules rouges qui se dissolvent dans l'un des liquides,on pourra sans doute en fixer le nombre qui se détruit dans l'autre. Dans le système vasculaire, il nous est impossible de différencier au milieu de la multitude circulante des globules rouges, les stades de la vie de ces éléments. Nos moyens d'investigation actuels sur le sang circulant restent très imparfaits et se résument en grande partie à de pures appréciations quantitatives. A quelles différenciations d'ailleurs pourrait-on prétendre dans ce milieu, où ce qui vit noie ce qui naît et ce qui meurt, parce que les organes d'élaboration et d'émonction travaillent incessamment pour y ajouter et soustraire, de telle façon que se présente avant tout une masse d'éléments bien formés et bien vivants ? Impossible de les classer par l'âge : les jeunes y ont même figure que les vieux.

L'étude de l'hématolyse hors du système circulatoire, dans

des cavités closes (séreuses, synoviales, etc.) où s'extravase du sang, ne se heurte pas à des obstacles aussi considérables. Quelques jours après l'extravasation sanguine, beaucoup de globules rouges stagnants meurent sur place, et inversement à ce qui existe dans le système vasculaire, il arrive un moment où, dans ces foyers, ce qui meurt prédomine fortement sur ce qui vit. La destruction est alors très apparente.

Comme nous l'avons dit, nous avons vu des liquides céphalo-rachidiens hémorragiques présenter une coloration jaune identique à celle du sérum sanguin. Aussi, était-il impossible à la vue, de différencier les deux variétés de liquide. Ils ne montraient également aucune différence au spectroscope.

Or, il résulte de l'ensemble de nos observations qu'il faut environ, par millimètre cube, 10.000 à 15.000 globules rouges en voie de destruction, pour que le liquide céphalo-rachidien contienne une même quantité de pigment que le sérum sanguin normal (sérum ne donnant pas la réaction de Gmelin ou une réaction à peine apparente). Si nous reprenons nos valeurs, nous voyons dans un liquide céphalo-rachidien hémorragique, lorsque A = pigmentation normale du sérum, que B = 12.500, chiffre de globules rouges s'y détruisant. Comme A = B, il est facile de comprendre que si dans le sang le sérum se présente avec la pigmentation normale A, nous pourrons en déduire la valeur B, cette dernière étant impossible à calculer directement dans le système vasculaire. En un mot, dans un sang constitué par un sérum de couleur normale, il se détruit environ 12.500 globules rouges par millimètre cube.

Mais ce chiffre n'a aucune valeur si nous ne l'envisageons pas dans le temps, et si nous n'établissons pas combien de globules s'hématolysent dans une période déterminée. Voici ce qu'apprend sur ce point le liquide céphalo-rachidien hémorragique. Dans la cavité arachnoïdo-pie-mérienne, on peut considérer que la résorption pigmentaire en l'espace de vingt-quatre heures est presque nulle ; elle n'est véritablement appréciable qu'après ce laps de temps. Aussi, lorsque 10.000 à 15.000 globules rouges se dissolvent dans un liquide céphalo-rachidien, si l'on fait des ponctions en série de vingt-quatre en vingt-quatre heures, on constate un retour très lent à la coloration normale. Il suffit d'avoir observé plusieurs de ces liquides pour être certain que si une voie puissante de résorption soustrayait le pigment, on verrait une disparition complète ou presque complète de ce pigment dans l'espace de vingt-quatre heures. Il serait nécessaire que le chiffre des globules rouges mourants soit, à ce taux, constamment renouvelé pour maintenir la coloration observée. Mais si la cavité arachnoïdo-pie-mérienne laisse stagner le pigment, le système vasculaire présente au contraire un puissant organe de résorption et d'excrétion des pigments : c'est le foie. Pour maintenir l'équilibre pigmentaire normal du sérum, il faut donc que le renouvellement des globules mourants soit incessant et se chiffre à 12.500 environ par millimètre cube, pour chaque période de vingt-quatre heures.

Le calcul étant fixé pour le millimètre cube, il est facile de l'établir pour les 5 litres de sang circulant. Avec 5 millions de globules rouges par millimètre cube, on a 12 milliards 500 millions par litre, et 72 milliards 500 millions pour le sang total, représentant le nombre des globules rouges hématolysés en vingt-quatre heures. Ce chiffre correspond au nombre des hématies contenues dans 13 c. c. 50 de sang.

Il en résulte que la masse totale des globules rouges, évaluée à 25.000 milliards, se détruit en une année.

Ces chiffres sont très différents de ceux qui ont été avancés par Quincke. Cet auteur a estimé la durée de la vie normale d'un globule rouge de deux à cinq semaines. Mais son procédé d'appréciation est tout artificiel : il injecte du sang dans les veines d'un animal, détermine une pléthore notable et constate que le retour à l'état normal se fait en deux à cinq semaines, c'est-à-dire que l'organisme utilise ce temps pour la solubilisation des globules rouges injectés. Il ne s'agit pas là de conditions physiologiques. De plus, si l'on admettait les chiffres de Quincke, indiquant une période d'un mois comme moyenne de durée de la vie des globules rouges, il se détruirait par vingt-quatre heures 830 milliards de globules rouges dans tout le sang. Quand on a étudié l'hématolyse dans une cavité close et vu la grande quantité de pigment résultant d'un nombre infiniment moins important de globules rouges, un pareil chiffre est exorbitant. Dans le système vasculaire, malgré la puissance excrétrice du foie, ce serait un débordement de bilirubine, une hypercholémie et une polycholie que ne réalisent peut-être jamais les processus pathologiques. L'organisme ne pourrait sans doute faire les frais d'une pareille destruction. Il n'aurait pas chaque année à édifier 25.000 milliards (chiffres personnels), mais 300 mille milliards de globules rouges (chiffres de Quincke).

Cependant, Gauckler est arrivé à une approximation analogue à celle de Quincke. Il écrit : « Si nous admettons que la bilirubine dérive de l'hématine par hydratation et élimination du fer, nous pouvons dans une certaine mesure saisir l'importance de l'hématolyse quotidienne. La bilirubine se trouve à l'état normal dans le sang et dans la bile ; dans le sang, d'après les chiffres de Gilbert, à la dose de 1 p. 37.000, soit 0 gr. 135 pour une masse sanguine totale de 5 litres. Le poids de 0 gr. 135 d'après l'équation chimique :

$$\underset{\text{Hématine}}{(C^{32}H^{32}Az^{4}O^{4}Fe)} - Fe + 2\,(H^{2}O) = \underset{\text{Hématoporphyrine}}{2\,(C^{16}H^{18}Az^{2}O^{3})} = \underset{\text{Bilirubine}}{(C^{32}H^{36}Az^{4}O^{6})}$$

correspond à un poids au moins égal d'hématine. Or, d'après Lawrow, 100 grammes d'hémoglobine correspondent à 4 gr. 47 d'hématine. En tenant compte, d'autre part, de ce fait que l'hémoglobine ne constitue que 12,5 p.100 du sang, par un simple calcul on en arrive à cette conclusion, qu'il y a continuellement circulant dans le sang, c'est-à-dire continuellement éliminée, une dose de bilirubine correspondant à la destruction de 24 grammes de sang.

D'autre part et suivant les auteurs, la production quotidienne de la bile varie entre 800 et 1.500 grammes. Suivant les auteurs aussi, la proportion de pigments biliaires serait de 0,072 à 0,262 p. 100. Par un calcul analogue au précédent, on peut se rendre compte que pour produire cette quantité de pigments évaluable entre les chiffres extrêmes de 0 gr. 56 et de 3 gr. 93, il faudrait supposer une destruction quotidienne d'hémoglobine comprise entre 12 gr. 30 et 87 gr. 92. Ce qui revient à dire que serait détruite la quantité de globules rouges contenue dans un poids de sang variant entre 100 et 635 grammes par jour. C'est dire, en d'autres termes, que l'évolution totale de la masse sanguine se ferait dans un temps variable entre soixante et dix jours. Ces chiffres paraissent évidemment trop forts. Ils ne tiennent compte ni de l'hémoglobine musculaire, ni de la résorption intestinale de la bile. Tels quels, ils suffisent néanmoins à donner une idée de l'importance physiologique de l'hématolyse, et quand on songe d'autre part à la rapidité de la rénovation sanguine après les hémorragies moyennes, ils paraissent moins excessifs (1). »

(1) E. Gauckler, Les modalités histologiques de l'hématolyse et le rôle de la rate dans l'évolution du pigment sanguin. *Arch. des mal. du cœur et du sang*, juillet 1908.

CHAPITRE V

BACTÉRIOLYSE ET BACTÉRIOGENÈSE. RÉACTIONS SANGUINES.

L'étude du mode d'action des bactéries sur l'appareil anatomique étudié dans le chapitre IV, doit être, comme nous l'avons fait pour les globules rouges, précédée de l'énumération de toutes les substances spécifiques d'origine bactérienne. Nous serons très bref sur l'analyse détaillée de ces substances et de leur action. Tout ce qu'on peut dire sur elles a été exposé à propos de l'hématolyse : bactériolyse et hématolyse sont des phénomènes absolument superposables.

Les bactéries sont, comme les globules rouges, des cellules. Toutes les expériences *in vitro*, toutes les observations *in vivo*, tendent à prouver que la bactériolyse est calquée sur l'hématolyse. On a démontré que les microbes provoquent, par leur dissolution intra-vasculaire, l'apparition de substances bactériolytiques. Puisque nous avons établi, grâce à l'étude de l'hématolyse, que l'organisme n'élabore pas, en dehors des cellules, les substances spécifiques caractéristiques de ces cellules, à plus forte raison ne peut-il créer des corps spécifiques de nature étrangère. Comme pour l'hématie, nous pensons que ces substances bactériennes sont préformées. Elles sont identiques à celles des hématies. Nous admettrons donc que les cellules bactériennes sont bâties sur le même type que les hématies, et comprennent :

1° Un corps ou une enveloppe protéique ;

2° Un noyau ou des particules lipo-spécifiques contenant : l'agglutinine (dont nous ne nous occuperons pas), la sensibilisatrice, la toxine et l'antitoxine, agents spécifiques de la bactériolyse et de la bactériogenèse.

§ 1. — Les substances spécifiques bactériolytiques et bactériogénétiques.

1° **La sensibilisatrice.** — La sensibilisatrice, rigoureusement spécifique, se fixe électivement sur le microbe générateur, mais s'accumule dans le sang lorsque la germination s'arrête et que la bactériolyse est presque complète et définitive. On pourra donc la déceler dans le sang, à la période d'état ou de déclin des maladies infectieuses, lorsque la bactériolyse est presque totalement effectuée et que la bactériémie s'atténue ou cesse complètement.

Dans certains microbes, tels que le bacille diphtérique, on n'a pu déceler une sensibilisatrice spécifique. Il en résulte que sa fragilité devra être extrême et sa bactériolyse facile, puisqu'il pourra être détruit sans qu'une sensibilisation préalable soit nécessaire. Ce fait explique sa dissociation immédiate dès qu'il pénètre dans les humeurs de l'organisme et l'impossibilité de sa germination dans le milieu intérieur : lymphe et sang.

2° **La toxine.** — La toxine, dont les effets sont très variés, possède cependant sur les cellules l'unique pouvoir de les détruire ou d'exciter les germes des microbes qui la produisent.

De son affinité élective pour le microbe générateur, comparable à l'affinité de l'hématotoxine pour l'hématie, résulte que le poison le plus violent pour le microbe n'est autre que sa propre toxine. Cette toxine est probablement une autoprotéase. Cependant, nous avons vu que les toxines pénètrent toutes les cellules, à une température favorable. Les bactéries sensibilisées peuvent être imprégnées par l'hématotoxine du sérum sanguin qui pénètre dans toutes les cellules sensibilisées.

3° **L'antitoxine.** — L'antitoxine neutralise en partie les effets de la toxine. Il faut admettre, comme pour l'hématie, qu'elle est solubilisée après la toxine et qu'elle occupe la partie la plus centrale du noyau spécifique. Aussi, une culture microbienne injectée à un animal laissera, après consommation de la toxine, une antitoxine. d'où le pouvoir antitoxique du sérum de cet animal.

4° **Action bactériogénétique.** — L'action bactériogénétique relève des petites quantités de toxine ou de la toxine neutralisée par son antitoxine. Elle excite la germination des spores bactériennes ou des bactéries intactes, non sensibilisées.

C'est la présence de cette substance dans un sérum antitoxique, qui rend compte des effets souvent malheureux engendrés par l'injection de sérums, préparés avec des microbes ou des toxines. En effet, avec l'antitoxine on injecte de la toxine neutralisée pour la bactériolyse, mais pouvant exciter la prolifération microbienne, de même que nous avons vu l'injection de petites quantités de sérum hématolytique exciter l'hématogenèse. C'est cette substance qui constitue la pierre d'achoppement dans l'obtention de sérums bactériolytiques parfaits. Il serait donc nécessaire, pour obtenir un sérum bactériolytique inoffensif, de trouver un moyen qui permît de détruire la toxine. en respectant l'intégrité des autres substances. Il sera peut-être difficile et même impossible de réaliser ce desideratum.

Comme pour l'hématolyse, il peut y avoir une bactériolyse complète ou incomplète. On peut broyer des microbes et les dissocier mécaniquement, ou laisser s'accomplir la bactériolyse spontanée. Dans ces conditions, la bactériolyse est incomplète, ou plutôt il est impossible d'obtenir les substances spécifiques libres.

Si l'on emploie des moyens mécaniques, on obtient des microbes morcelés, fragmentés, mais le noyau lipo-spécifique reste intact. Dans ce cas, on n'obtient pas ou l'on obtient peu de toxine libre. Ainsi, les bacilles de Koch broyés, donnent une poudre ou un liquide, la tuberculine, dont la valeur biochimique est absolument identique au corps bacillaire intact. Ce n'est pas la toxine vraie, adhérente au noyau lipoïdique. Nous désignerons cette toxine vraie sous le nom de tuberculotoxine.

De même, si on laisse la bactériolyse se faire spontanément, dans une culture par exemple, les produits spécifiques libérés viennent au contact des microbes intacts ; ils ne peuvent donc rester en solution et se fixent sur ces microbes. Il en résulte que si l'on injecte une culture microbienne, le produit ne renferme ni sensibilisatrice, ni toxine libres. Existe-t-il de la toxine libre, elle est neutralisée par l'antitoxine libérée après elle. Quand nous parlerons, par exemple, du bacille de Koch ou de la tuberculine, il est donc entendu que nous n'avons pas affaire aux substances spécifiques libres du microbe, en particulier à la tuberculotoxine.

La notion d'élaboration de ces substances par la cellule vivante elle-même, explique le développement rapide des microbes *in vitro*. Lorsqu'on ensemence un milieu avec une culture microbienne, la parcelle de microbes prélevée contient, avec des germes intacts, des germes auto-sensibilisés et auto-intoxiqués qui se bactériolysent rapidement.

La toxine, au contact des germes peu sensibilisés, entraîne la prolifération rapide des microbes, au lieu de leur destruction

Ensuite, les germes les plus intoxiqués se détruisent et leur dissociation étant assez rapide, il y a mise en liberté de toxine qui, à une dose déterminée, arrête la germination microbienne. L'agglutinine crée aussi des amas de microbes dans les milieux liquides. L'antitoxine atténue l'influence nocive de la grande quantité de toxine libérée.

Certains microbes, tels que le bacille de Koch, ont une germination à apparition tardive (10 jours à un mois, selon les milieux), mais lorsque la prolifération a commencé elle est également très rapide. Il semble que le bacille de Koch soit très résistant, que le noyau spécifique se dissolve difficilement, et que par suite les germes ensemencés soient imprégnés au début par une quantité insuffisante de substances solubles, en particulier de la toxine à dose tuberculo-génétique.

La bactériolyse *in vivo* est absolument comparable à l'hématolyse *in vivo*, non seulement par l'intervention des corps spécifiques bactériens, mais encore par l'action des substances solubles du sérum : l'hématotoxine et les ferments leucocytaires.

L'intervention de la lipase (alexine des auteurs) a été démontrée d'une façon indiscutable par Bordet, et constitue la base de la réaction de fixation.

Nous pensons que sur des microbes sensibilisés, l'hématotoxine ou protéase hématique joue un grand rôle. Aussi, l'action du sérum, avec son hématotoxine et sa lipase, est extrêmement rapide, surtout si l'on emploie un sérum sensibilisateur. Si, chez un animal, des microbes se détruisent et abandonnent dans le sang une certaine dose de sensibilisatrice, qu'on injecte d'autres microbes de même espèce ou que le microbe reprenne sa prolifération dans le sang, il se trouvera au contact d'une telle quantité de sensibilisatrice, permettant non seulement à sa toxine propre mais encore à l'hématotoxine du sérum sanguin de le pénétrer, que la bactériolyse sera très rapide. La bactériolyse est complète, totale, et parmi les substances nocives dissoutes, la toxine, libérée en grande quantité, est celle qui retentira au maximum sur l'organisme, hôte du microbe. En dehors de l'intoxication générale qu'elle détermine, cette toxine a une grande affinité non seulement pour les bactéries qui l'engendrent, mais pour les hématies sensibilisées et pour les leucocytes, et nous assistons ainsi à une action réciproque des toxines sur les différentes sortes de cellules : l'hématotoxine se fixe volontiers sur les bactéries sensibilisées et la toxine microbienne sur les hématies sensibilisées et les leucocytes. Mais la nocivité des toxines microbiennes est si grande, que les hématies et les leucocytes intoxiqués par ces protéases de nature étrangère, sont rapidement détruits en grand nombre. Dès lors, nous pourrons assister à des réactions plus ou moins anormales, non physiologiques, des éléments figurés du sang circulant.

Pour analyser *in vivo*, les effets de la bactériolyse sur les éléments du sang, il était nécessaire de procéder comme pour l'hématolyse et d'observer les effets du processus, en dehors du système circulatoire, dans des cavités organiques, telles que la cavité pleurale et la cavité arachnoïdo-pie-mérienne, où peuvent s'exsuder tous les éléments du sang. Nous avons fait une étude aussi exacte que possible des réactions suscitées par le processus bactériolytique, dans ces deux cavités infectées par le bacille de Koch. C'est le bacille qui se prête le mieux à l'observation, car il altère rapidement les parois de la cavité, principalement de la cavité pleurale, les épaissit et a tendance à isoler le processus.

Les réactions que ce microbe détermine à leur niveau, sont tout à fait dissemblables.

Nous allons les étudier successivement dans la plèvre et dans la cavité arachnoïdo-pie-mérienne de l'homme.

I. — Tuberculose pleurale.

A. — Pleurésie purulente.

Deux réactions locales essentielles la caractérisent : l'abondance des bacilles de Koch et la diapédèse prédominante des polynucléaires neutrophiles.

Dans quatre observations sur cinq, nous avons trouvé à l'examen direct du culot de centrifugation des bacilles de Koch. Dans deux cas, ils étaient très nombreux.

Les leucocytes extravasés, au nombre de 186.200 et de 150.000 par millimètre cube dans deux cas, étaient constitués surtout ou exclusivement par des polynucléaires neutrophiles. Ces polynucléaires, en état de désintégration très prononcée, figuraient tout à fait l'aspect désigné sous le nom de « globules de pus ». Remarquons que le chiffre des polynucléaires neutrophiles dépasse rarement 200.000 par millimètre cube, c'est-à-dire 40 fois le chiffre des polynucléaires du sang circulant.

Dans trois cas, l'injection intra-péritonéale du liquide aux cobayes, à la dose de 15 et 20 centimètres cubes, n'a pas tué par toxicité, mais fortement tuberculisé ces animaux.

Le liquide, plus ou moins louche, ne possédait pas de pouvoir globulicide sur les hématies du lapin. Dans deux cas, ce pouvoir était infime (absence d'hématotoxine et de lipase).

Il nous a été impossible, dans deux observations, de déceler dans le liquide pleural, une sensibilisatrice spécifique, par la méthode de fixation de Bordet et Gengou.

Si nous terminons en disant que ces pleurésies évoluaient d'une façon torpide, sans fièvre, ou avec une fièvre modérée, et conservation de l'appétit, qu'elles se renouvelaient très lentement après ponction, il est facile de voir que la tuberculose pleurale puruente ne s'accompagne ni d'intoxication locale ou générale, ni de mise en liberté de sensibilisatrice tuberculeuse. Par conséquent,la bactériolyse estinappréciable ou inexistante. Quant aux polynucléaires neutrophiles, en admettant que leur rôle est de faire de la protéolyse, ces éléments ne peuvent rien sur les corpuscules lipoïdiques qui renferment,en particulier,la tuberculotoxine. Ces corpuscules lipoïdiques se dissolvent très lentement, puisque le liquide ne contient pas de lipase.

Mais, si la bactériolyse est difficile et très lente, la prolifération microbienne est également peu favoriées : de là, l'allure indéfinie et torpide de la maladie.

B. — Pleurésie tuberculeuse séro-fibrineuse.

L'étude la plus détaillée et la plus précise de cette maladie a été faite par L. Ramond.

Trois caractères principaux la distinguent des autres variétés de tuberculose pleurale : la petite quantité des bacilles de Koch, l'intensité de la réaction séro-fibrineuse et de la réaction à lymphocytes.

D'une façon générale, la maladie évolue de la façon suivante. Sans prodromes, ou souvent après une période d'affaiblissement et de troubles généraux plus ou moins vagues (indices d'une infection latente avec intoxication très légère), le malade est pris d'un point de côté avec un peu de gêne respiratoire. Malgré la fatigue qu'il ressent, il continue ordinairement son travail, mais cinq à quinze jours après l'apparition du point de côté, l'état s'aggrave et le malade doit prendre le lit.

A ce moment, on constate des signes très nets d'épanchement pleural ; ce dernier augmente rapidement dans les jours qui suivent. La fièvre s'élève, l'appétit diminue ou disparaît. D'autres symptômes, tels que l'insomnie, l'oligurie avec rétention chlorurée, puis, lorsque la fièvre descend, que l'épanchement diminue, le retour de l'appétit, et finalement la polyurie et la polychlorurie, indiquent que cette tuberculose pleurale détermine nettement le syndrome d'intoxication générale, commun à de nombreuses infections microbiennes.

Mais si la maladie est plutôt locale, c'est que la bactériolyse se fait uniquement ou d'une façon prépondérante dans la plèvre. Nous devons donc pouvoir déceler la présence et l'action diverse des substances bactériennes spécifiques mises en liberté, dans la cavité pleurale.

1° **Le bacille de Koch.** — Ce microbe existe en quantité variable dans la néo-membrane pleurale où Péron l'a vu, phagocyté par les leucocytes. Mais dans le liquide pleural lui-même, la quantité des microbes est toujours minime. Plusieurs faits le prouvent. D'abord l'extrême difficulté d'en trouver sur lames, après centrifugation ; ensuite, la nécessité d'injecter de grandes quantités de liquide pleural, si l'on veut tuberculiser le cobaye. Si des bacilles se bactériolysent complètement, ceux que nous constatons et sur lesquels nous expérimentons, en vertu de leur affinité pour les substances spécifiques, doivent être sensibilisés et intoxiqués. Ils seront donc fragiles, peu virulents, et à la fin, disparaîtront fréquemment.

C'est ce que l'expérimentation a démontré.

Bezançon et Griffon ont vu, d'une part que le bacille était pathogène pour le cobaye et non pour le lapin, et d'autre part, fait constaté également par G. Froin et L. Ramond, qu'un liquide pleural tuberculeux est d'autant plus virulent qu'il a été prélevé à une date plus proche du début de la pleurésie.

2° **La sensibilisatrice tuberculeuse.** — Dans six cas de pleurésie séro-fibrineuse et deux cas de pleuro-péritonite tuberculeuse, examinés par la méthode de Bordet et de Gengou, Slatineano et Danielopol ont vu que la tuberculine fixait la lipase (alexine) du sérum et des épanchements des malades.

Le plus souvent, la fixation a été plus complète avec le liquide d'épanchement qu'avec le sérum sanguin, ce qui plaide en faveur de la formation locale de sensibilisatrice tuberculeuse.

3° **La tuberculotoxine**. — Nous avons vu, en étudiant l'hématolyse, que la libération de l'hématotoxine s'accompagnait, dans la cavité pleurale, de diverses réactions : l'exsudation séro-fibrineuse, l'hypoleucocytose locale et les phénomènes d'intoxication.

Lorsque le bacille de Koch ou la tuberculine sont dissociés, et que la tuberculotoxine est mise en liberté, nous devons retrouver les mêmes symptômes.

Il est indiscutable que la tuberculine et la tuberculotoxine sont des substances différentes. En effet, nous avons démontré que les liquides pleuraux tuberculeux présentent au moins deux sortes de toxicité.

Il existe d'abord une toxicité particulière, étudiée par P. Courmont, décelée par l'injection de petites doses de liquide pleural, à plusieurs jours d'intervalle. P. Courmont a identifié ce phénomène avec celui que Richet a décrit sous le nom d'anaphylaxie. Il est certain, puisque la sérosité pleurale n'est autre chose qu'une sérosité sanguine plus ou moins diluée, qu'il peut s'agir ici de la *SerumKrankheit* de von Pirquet et Schick.

Mais il existe un autre mode de toxicité mis en évidence quand on injecte en une seule fois 20 ou 30 centimètres cubes de liquide pleural, dans le péritoine d'un cobaye sain. Dans ces conditions, Ravaut n'a guère constaté de toxicité que dans les liquides provenant de pleurésies tuberculeuses, et il a tué les cobayes dans 36,4 p.100 des cas. G. Froin et L. Ramond ont observé que les liquides pleuraux non tuberculeux et non éosinophiliques ne sont pas toxiques, pour le cobaye. Les liquides tuberculeux au contraire sont toxiques dans la proportion de 39,02 p. 100. Ces liquides sont peu éosinophiliques ou ne le sont pas du tout ; on les trouve en forte quantité dans la cavité pleurale. Lorsqu'un liquide tuberculeux est éosinophilique d'une façon appréciable (4, 5, 7 p. 100), il est habituellement peu abondant et très toxique.

A quelle substance est due cette toxicité particulière aux liquides tuberculeux séro-fibrineux ? Tout le monde a naturellement pensé à la tuberculine. Mais le cobaye sain est très résistant à l'action de cette tuberculine. Bien que celle-ci ne soit pas un corps chimique toujours identique, le cobaye résiste très bien à son injection à fortes doses (2 cent. cubes et plus). Supposons que cet animal soit tué par 30 centimètres cubes de liquide pleural parce qu'ils contiennent 2 centimètres cubes de tuberculine. Dans un litre de liquide se trouveraient 66 centimètres cubes de cette substance : il est inutile d'insister sur une telle invraisemblance. Pour éliminer cette question de la tuberculine, nous avons procédé encore à l'expérience suivante. Chez deux malades atteints de méningite tuberculeuse, nous avons recherché l'ophtalmo-réaction avec une goutte d'un liquide qui se montrait très toxique pour le cobaye, à la dose de 30 centimètres cubes. L'ophtalmo-réaction, négative avec ce liquide pleural, fut positive au contraire avec une solution de tuberculine contenant, pour une goutte de liquide, huit centièmes de milligramme. Comme cette goutte représentait un vingt-cinquième de centimètre cube dans lequel étaient dilués 2 milligrammes de tuberculine. l'ophtalmo-réaction était produite avec une solution qui, pour 30 centimètres cubes, correspondait à 0.06 centigrammes de tuberculine. L'injection intra-péritonéale de 0,06 centigrammes de cette tuberculine, diluée dans 30 centimètres cubes d'eau physiologique, ne tuait pas le cobaye. On avait donc, d'une part un liquide toxique et qui ne pouvait pas provoquer l'ophtalmo-réaction, d'autre part une solution de tuberculine qui, employée dans les mêmes proportions que le liquide toxique, enflammait très facilement la conjonctive, mais ne pouvait tuer le cobaye. La solution de tuberculine se différenciait donc nettement du liquide pleural.

D'une façon générale, toutes les injections de liquide pleural tuberculeux intoxiquent fortement le cobaye, si elles ne le tuent pas. Dix à vingt minutes après une injection de 20 à 30 centimètres cubes, les animaux ont une respiration accélérée, du hérissement des poils, de la parésie des membres inférieurs, etc. La tuberculine à haute dose, ou des liquides pleuraux non tuberculeux, ne déterminent pas de tels symptômes. Tout nous entraîne donc à supposer qu'il existe un poison dérivé du bacille de Koch ou de la tuberculine. C'est la toxine proprement dite, la tuberculotoxine, dont il faut étudier maintenant les effets toxiques locaux et généraux.

A. Réactions tuberculotoxiques locales. — Il y en a deux principales : la réaction séro-fibrineuse et l'hypoleucocytose.

a) *Réaction séro-fibrineuse*. — Ramond écrit à ce sujet : « Le liquide apparaît relativement tard après le début de la maladie, si bien que l'on a pu décrire à la période initiale de la pleurésie séro-fibrineuse une phase de pleurite sèche, se traduisant par des frottements analogues à ceux que l'on observe à la fin de la maladie ; nous n'avons chez aucun de nos malades constaté ce fait, mais nous avons observé aux douzième, treizième et seizième jours des épanchements relativement minimes qui se sont accrus dans la suite.

Peu abondante donc pendant un temps assez long de la maladie, la sérosité augmente ensuite jusqu'à atteindre les chiffres de 3, 4 et même 5 litres, que nous a permis de mesurer exactement la méthode si précise du bleu de méthylène. Après une période stationnaire généralement courte, quelquefois, mais rarement, après un stade d'oscillation, la résorption se fait d'une façon progressive (1). »

Si l'exsudation du liquide pleural est due à la tuberculotoxine et non à la tuberculine, nous devons avoir parallèlement, grâce au pouvoir cellulicide des toxines en général, avec l'augmentation du liquide, de l'hypoleucocytose, et inversement avec la diminution de ce liquide, un plus grand nombre de leucocytes.

b) *Réaction leucocytaire.* — L'hypoleucocytose, à cette période toxique, a été démontrée par G. Froin et L. Ramond. « Dans une pleurésie (sa phase tout à fait terminale exceptée) le volume du liquide épanché et le nombre des éléments blancs contenus dans un millimètre cube de la sérosité varient suivant la formule suivante : plus l'épanchement augmente, plus les leucocytes diminuent ; inversement, plus il y a d'éléments par millimètre cube, moins il y a de liquide.

La première idée qui frappe l'esprit en lisant ces conclusions c'est qu'il s'agit là de phénomènes de dilution d'abord, puis de concentration cellulaire. La seule façon d'être renseigné sur ce point était de rechercher le chiffre des leucocytes contenus non pas dans un millimètre cube de sérosité, mais dans la totalité de l'épanchement examiné. Si l'hypothèse de la concentration ou de la dilution cellulaire était juste, seul le nombre d'éléments blancs par millimètre cube devait varier, le chiffre global des éléments contenus dans la plèvre restant immuable.

Dans les cas où nous avons pu apprécier le volume de l'épanchement exactement par la méthode du bleu de méthy-

(1) L Ramond, *Pleuro-tuberculose primitive et méningite tuberculeuse*, Th. de Paris, 1907.

lène, ou d'une façon suffisamment approximative par les pesées quotidiennes et la clinique, il nous a été facile, en multipliant le chiffre des éléments blancs d'un millimètre cube par celui de la quantité du liquide, de déterminer le nombre total de ces leucocytes.

Nous avons ainsi remarqué que la diminution progressive du nombre des leucocytes pendant l'augmentation du liquide n'est pas seulement relative, mais absolue, un grand nombre d'éléments se détruisant sans doute dans la plèvre. On voit par exemple le chiffre global des leucocytes descendre de 7 milliards à 2 milliards 1/2 (obs. VII), de 5 milliards à moins de 2 milliards (obs. XX).

JOURS	QUANTITÉ DE LIQUIDE PLEURAL	QUANTITÉ DE LEUCOCYTES
	Obs. VII.	
16e jour.............	2 litres.	7.040 millions.
18e jour.............	2 » 500	4.215 »
20e jour.............	3 »	3.600 »
22e jour.............	3 » 500	2.590 »
	Obs. XX.	
20e jour.............	5 litres.	5 milliards.
21e jour.............	2 »	5 »
23e jour.............	1 »	2.500 millions.
26e jour.............	2 »	2.280 »
32e jour.............	3 »	1.950 »

Inversement, durant la phase de résorption de l'épanchement le nombre de leucocytes attirés dans la cavité augmente également d'une façon globale, atteint son maximum vers la fin de l'affection et commence seulement alors à diminuer. Le chiffre des éléments blancs s'élève quelquefois dans le cours d'une pleurésie de 3 à 10, 11 et 12 milliards »

(L. Ramond). A la fin de la maladie, quand le liquide est revenu aux environs du litre, les leucocytes diminuent à leur tour.

JOURS	QUANTITÉ DE LIQUIDE PLEURAL	QUANTITÉ DE LEUCOCYTES
	Obs. V.	
13e jour	2 litres.	5.200 millions.
15e jour	2 litres 500	3.950 millions.
17e jour	2 litres 750	3.850 millions.
19e jour	4 litres.	1.840 millions.
21e jour	4 litres.	1.800 millions.
24e jour	3 litres 800	2.052 millions.
31e jour	3 litres.	7.320 millions.
38e jour	2 litres.	10.760 millions.
47e jour	1 litre.	5.120 millions.
	Obs. IX.	
7e jour	2 litres.	720 millions.
12e jour	3 litres.	540 millions.
16e jour	2 litres.	1.280 millions.
24e jour	1 litre 500	3.300 millions.
30e jour	1 litre.	2.914 millions.
35e jour	500 cent. cubes.	1.187.500
	Obs. XIII.	
18e jour	4 litres.	4.874 millions.
21e jour	4 litres 800	3.998.400.000
25e jour	3 litres 250	9.100 millions.
29e jour	2 litres 800	11.149.600.000
33e jour	2 litres 250	12.870 millions.
37e jour	1 litre 800	11.610 millions.
42e jour	1 litre 250	8.416 millions.
47e jour	1 litre.	6.640 millions.
	Obs. XVI.	
19e jour	3 litres.	8.613 millions.
32e jour	2 litres 500	9.187.500.000
44e jour	2 litres.	9.520 millions.
51e jour	1 litre 500	10.200 millions.
63e jour	1 litre.	5.125 millions.

B. Réactions tuberculotoxiques générales. — D'une façon générale, quand le liquide pleural augmente, la fièvre est élevée, oscille autour de 39° ou de 38°, l'anorexie est prononcée, l'insomnie est fréquente, et le malade est oligurique et en état de rétention chlorurée, signes particuliers aux périodes d'état ou périodes toxiques proprement dites des infections.

4° **L'antituberculotoxine**. — Nous savons que l'antitoxine est libérée à la suite de la toxine. On doit également la mettre en évidence.

Péron a réussi par des injections préventives intra-péritonéales de 300 à 500 centimètres cubes de l'épanchement de pleurésie tuberculeuse humaine, à atténuer chez le chien la tuberculose expérimentale consécutive à l'inoculation intraveineuse d'une culture virulente de bacilles de Koch. Behring a insisté également sur ce fait que souvent une péritonite tuberculeuse de l'enfance vaccinait en quelque sorte l'organisme, et le mettait à l'abri d'une réinfection ultérieure par le bacille tuberculeux.

Mais cette antitoxine se montre souvent impuissante à préserver le reste de l'organisme d'une germination microbienne que sollicite la toxine qui l'accompagne. En tout cas, elle nous explique comment le liquide pleural bien que virulent, se résorbe. Manifestant son pouvoir neutralisant sur la toxine, cause unique de l'exsudation, il pourra y avoir résorption du liquide, assèchement de la plèvre, même si elle contient des bacilles, encore vivants, mais non en voie de bactériolyse. Ceux-ci peuvent désormais s'enkyster ou reprendre leur germination soit *in situ*, soit dans un autre point de l'organisme.

5° **Action bactériogénétique**. — L'excitation de la germination bacillaire vient, dans certains cas, annuler pour ainsi dire tous les effets bactériolysants des substances précédentes. A vrai dire, cette éventualité est exceptionnelle dans la cavité pleurale elle-même, où l'on assiste presque toujours à une évolution de guérison et à un arrêt de la germination du bacille. En effet, la toxine ne peut faire proliférer le bacille que si elle trouve des germes, relativement ou tout à fait intacts, épargnés par les substances bactériolytiques. Pour cela, il faut que ces substances soient absorbées par d'autres cellules. La sensibilisatrice est toujours fixée par le bacille, mais la toxine n'est pas si rigoureusement spécifique et peut s'user sur d'autres éléments cellulaires que le bacille. Ce phénomène est à peu près impossible dans la cavité pleurale, dont les parois sont constituées par une membrane fibreuse, tissu qui ferme la cavité et ne possède aucune affinité pour les toxines. La toxine libérée par la bactériolyse reviendra presque tout entière sur le bacille lui-même et assurera sa destruction. Le même raisonnement s'applique à l'hématotoxine contenue dans la sérosité exsudée. Il en sera tout autrement à la surface d'un tissu possédant une affinité très grande pour les toxines, tel que le tissu nerveux qui les fixe facilement. Quand un processus bactérien évolue à son contact, la toxine qu'il absorbe constitue une perte très sensible pour assurer la perfection de l'intoxication bacillaire et la bactériolyse. Nous reviendrons d'ailleurs sur ce point à propos de la méningite tuberculeuse.

La cavité pleurale permettant l'emploi de toute la toxine contre les bacilles, ceux-ci sont fortement sensibilisés et intoxiqués. La toxine est cependant capable, par sa résorption, d'aller activer des germes sommeillants dans un autre point de l'organisme. Aussi voit-on quelquefois, pendant ou au décours d'une pleurésie, le malade emporté par une granulie ou une méningite.

6° **Agents bactériolytiques non spécifiques**. — Nous avons vu que l'hématolyse *in vivo* était réalisée, en dehors de l'intervention des substances hématiques spécifiques, par des ferments leucocytaires provenant des polynucléaires neutrophiles, des éosinophiles, des mononucléaires et des lymphocytes.

La fonction physiologique suivante a été attribuée à chacun de ces éléments.

Les polynucléaires neutrophiles exercent une fonction protéolysante sur des hématies fortement sensibilisées et intoxiquées.

Les éosinophiles exercent la même fonction protéolysante sur des hématies insuffisamment sensibilisées et intoxiquées.

La lipase est le ferment lipolytique des hématies, et les lymphocytes sont des éléments producteurs de lipase.

Les grands éléments uninucléés assurent la fonction macrophagique et la digestion intra-leucocytaire.

S'il est vrai que l'hématolyse et la bactériolyse sont absolument superposables, nous devons retrouver tous ces éléments dans un foyer de bactériolyse aussi manifeste que la cavité pleurale tuberculeuse.

Cependant, il faut remarquer que le bacille de Koch est en très petite quantité dans la plèvre. De plus, nous avons vu que la tuberculotoxine possède une action particulière, celle de léser les parois de la plèvre, de stagner dans le foyer morbide et de provoquer l'exsudation du plasma sanguin. Or, la paroi est perméabilisée non seulement à l'eau du plasma, mais aux albumines et sans doute aux particules hématiques lipoïdiques. Nous avons en effet obtenu, tout comme avec du sérum sanguin, des sérums antihématotoxiques (antisérums), en injectant du liquide de pleurésie tuberculeuse séro-fibrineuse aux animaux. En outre, les liquides pleuraux contiennent toujours des globules rouges, en moyenne le même nombre que celui des globules blancs : de 200 à 5.000 par millimètre cube.

Cependant, pour des hématies, c'est un chiffre presque insignifiant.

a) *Polynucléaires neutrophiles*. — Widal et Ravaut, Wolf, Sacquépée, Barjon et Cade, ont signalé l'existence d'une polynucléose assez appréciable à la période initiale de la pleurotuberculose primitive. L. Ramond, chez cinq malades, a trouvé les chiffres suivants de polynucléaires, de lymphocytes, de mononucléaires et d'éosinophiles.

JOURS	QUANTITÉ DE LIQUIDE PLEURAL	QUANTITÉ DE LEUCOCYTES	QUANTITÉ DE POLYNUCLÉAIRES NEUTROPHILES	QUANTITÉ DE LYMPHOCYTES	QUANTITÉ DE MONONUCLÉAIRES	QUANTITÉ D'ÉOSINOPHILES
			Obs. V.			
13e jour........	2 litres.	5.200 millions.	1.991.600.000	1.201.200.000	2.007.200.000	0
15e jour........	2 » 500	3.950 »	1.860.450.000	1.050.700.000	1.038.850.000	0
17e jour........	2 » 750	3.850 »	912.450.000	2.044.350.000	893.200.000	0
19e jour........	4 »	1.840 »	209.760.000	1.170.240.000	454.480.000	5.220.000
21e jour........	4 »	1.800 »	468.000.000	1.337.400.000	415.800.000	0
24e jour........	3 » 800	2.05 »	10.260.000	2.000.700.000	41.040.000	0
31e jour........	3 »	7.320 »	21.960.000	7.100.400.000	197.640.000	0
38e jour........	2 »	10.760 »	64.560.000	9.210.560.000	1.420.320.000	64.560.000
47e jour........	1 »	5.120 »	0	4.776.960.000	343.040.000	0
			Obs. VII.			
16e jour.......	2 litres.	7.040 »	3.470.720.000	2.013.440.000	1.555.840.000	0
18e jour........	2 » 500	4.215 »	1.095.900.000	1.749.225.000	1.348.800.000	21.075.000
20e jour........	3 »	3.600 »	180.000.000	1.422.000.000	1.998.000.000	0
22e jour........	3 » 500	2.590 »	33.670.000	1.227.660.000	1.328.670.000	0

JOURS	QUANTITÉ DE LIQUIDE PLEURAL	QUANTITÉ DE LEUCOCYTES	QUANTITÉ DE POLYNUCLÉAIRES NEUTROPHILES	QUANTITÉ DE LYMPHOCYTES	QUANTITÉ DE MONONUCLÉAIRES	QUANTITÉ D'ÉOSINOPHILES
			Obs. IX.			
7° jour........	2 litres.	720 millions.	318.960.000	162.720.000	238.320.000	0
12° jour........	3 »	540 »	31.860.000	445.500.000	62.640.000	0
16° jour........	2 »	1.280 »	26.880.000	1.121.280.000	131.840.000	0
24° jour........	1 » 500	3.300 »	19.800.000	3.227.400.000	52.800.000	0
30° jour.......	1 »	2.914 »	0	2.756.644.000	157.356.000	0
35° jour........	0 » 500 cc	1.187.500 mille	0	1.157.812.500	29.687.500	0
			Obs. XIV.			
15° jour........	1 litre.	5.340 millions.	3.006.420.000	256 320.000	2.061.240.000	160.200
19° jour........	1 » 500	2.640 »	609.840.000	1.459.920.000	543.840.000	26.400.000
21° jour........	1 » 500	2.587.500.000	235.462.500	2.147.625.000	196.650.000	7.762.500
			Obs. XX.			
20° jour........	5 litres.	5 milliards.	4.330.000.000	40.000.000	630.000.000	0
21° jour........	2 »	5 »	4.080.000.000	90.000.000	830.000.000	0
23° jour..	1 »	2.500 millions.	1.982 500.000	50.000.000	467.500.000	0
26° jour	2 »	2.280 »	1.513.920.000	300.960.000	465.120.000	0
32° jour........	3 »	1.950 »	668.850.000	538.200.000	742.950.000	0

Il semble que plus une pleuro-tuberculose primitive est près de son début, plus elle contient de polynucléaires.

La diapédèse de ces polynucléaires résulte certainement à l'origine, de l'action du bacille de Koch. Le sérum sanguin, et les hématies intra-pleurales ne jouent aucun rôle dans leur extravasation puisque malgré la persistance de ces éléments dans la plèvre, pendant toute la maladie, les polynucléaires diminuent ou disparaissent, tandis que la lymphocytose devient presque pure.

Nous avons vu que la tuberculotoxine qui crée l'épanchement et en explique les variations, provoque une hypoleucocytose pleurale plus ou moins marquée : la raréfaction des éléments blancs se constate surtout à cette phase de polynucléose. Ramond n'a observé qu'une seule fois la raréfaction des éléments blancs en pleine période lymphocytique.

Tous ces faits nous engagent donc à admettre que le polynucléaire neutrophile peut jouer un rôle dans la bactériolyse. Ce rôle, comme pour l'hématie, doit être sans doute celui d'exercer sa fonction protéolytique. Comme le liquide pleural contient beaucoup de lipase, la bactériolyse est complète, dissocie non seulement l'enveloppe protéique mais encore les particules lipo-spécifiques. Il y a solubilisation d'une grande quantité de tuberculotoxine, qui détruit les leucocytes et explique leur diminution pendant la phase de polynucléose,

b) Lymphocytes. — « Pendant la longue période qui s'écoule entre le moment où l'épanchement d'une pleurésie tuberculeuse primitive est arrivé à son acmé, et celui où il s'est complètement résorbé, on est frappé, au point de vue cytologique, par la présence presque exclusive de lymphocytes très abondants, toujours mêlés à un nombre plus ou moins considérable de globules rouges. Cette prépondérance des lymphocytes est tellement caractéristique qu'elle devient, ainsi que l'ont montré Widal et Ravaut, un « véritable symptôme anatomique » de la pleurésie tuberculeuse.

Il en résulte qu'on peut schématiquement diviser l'évolution d'une pleurésie, en deux périodes.

Une première période caractérisée par l'augmentation du liquide, la raréfaction des leucocytes, la présence de polynucléaires dans la formule cytologique.

Une deuxième période, pendant laquelle le liquide se résorbe, les éléments blancs augmentent et sont presque uniquement constitués par des lymphocytes. » (L. Ramond).

La lymphocytose la plus élevée, constatée par Ramond dans un millimètre cube de liquide pleural tuberculeux a été : 6241.

On sait que les petits lymphocytes sont, dans le sang, au nombre de 60 à 150 par millimètre cube. Dans la sérosité pleurale exsudée, l'élément cellulaire peut s'élever jusqu'à 60 fois au-dessus de ce chiffre. Mais les lymphocytes s'élèvent rarement au-dessus de 5000 par millimètre cube, ce qui montre que la lymphocytose ne surpasse guère plus de 40 à 50 fois celle du sang circulant. Nous avons vu que le bacille de Koch provoquait, dans la même proportion, la diapédèse des polynucléaires neutrophiles dans la pleurésie purulente. Il est intéressant de remarquer que les diverses réactions leucocytaires déterminées par le bacille de Koch dans les humeurs augmentent ainsi parallèlement.

La pleurésie tuberculeuse séro-fibrineuse qui se différencie surtout de la pleurésie purulente par l'intensité de la bactériolyse, s'en distingue également par cette réaction hâtive, considérable et prolongée des lymphocytes. De là, l'indiscutable valeur clinique de la réaction pour le cyto-diagnostic de Widal et Ravaut. Nous lui attribuons en outre une valeur fonctionnelle, et elle indique, selon notre théorie, que ces lymphocytes sont facteurs de lipolyse par leur lipase. Quant à leur nombre très élevé, il résulte sans doute de la forte destruction qu'ils subissent par action de la tuberculotoxine, d'où l'excitogenèse de ces éléments.

Fiessinger et P.-L. Marie ont exprimé l'opinion que c'est peut-être à cause de leur propriété si spéciale que les éléments lymphatiques (lymphocytes, grands et moyens mononucléaires) constituent les cellules de réaction contre l'infection tuberculeuse. Ils écrivent : « Le bacille de Koch possède en effet une enveloppe cireuse qui lui constitue une véritable couche de protection. Pour se défendre contre le bacille, l'organisme doit d'abord dissoudre son enveloppe et c'est pourquoi il utilise les leucocytes à fonction lipolytique. Cette opinion, esquissée dans les recherches de S. Berghel, se trouve en partie démontrée par nos expériences. Les constatations antérieures de Metchnikoff, puis plus récemment de Metalnikoff, sur la mite d'abeille, apportent une confirmation à ce sujet. Metalnikoff retrouve dans le sang de la mite d'abeille qui se nourrit de cire jaune, une lipase très active ; or, ces animaux détruisent les bacilles de Koch injectés en grande quantité, avec une remarquable facilité, et en quelques heures. La lipase constitue donc un ferment de défense contre l'infection des bacilles gras (bacilles acido-résistants), défense imparfaite chez l'homme, mais défense que l'on peut espérer activer et rendre plus énergique dans la lutte antibacillaire (1). »

L'intervention des polynucléaires neutrophiles chez l'homme dans ce foyer de bactériolyse si parfait que constitue la cavité pleurale, montre que le lymphocyte et la lipase ne sont pas seuls à agir. La tuberculotoxine et la protéase des polynucléaires neutrophiles interviennent d'abord et protéolysent le

(1) N. Fiessinger et P.-L. Marie, La lipase des leucocytes dans les exsudats. *Soc. de biol.*, 17 juillet 1909.

bacille. Mais il n'en est pas moins vrai que si le microbe présente une membrane protéique, il se distingue surtout par la grande quantité des lipoïdes constitutifs. Toutefois dans la pleurésie tuberculeuse,il y a très peu de bacilles. La bactériolyse est parfaite,mais estréalisée surun petit nombrede germes. Pourquoi l'énorme réaction lymphocytaire ? Il y a disproportion manifeste entre la quantité de germes à détruire et le nombre des lymphocytes. Nous chercherons à expliquer ce fait quand nous ferons l'étude d'ensemble des réactions bactériolytiques locales.

c) *Grands éléments uninucléés.* — « Sous ce nom, nous désignons des cellules volumineuses à protoplasma clair, souvent creusé de vacuoles et à noyau arrondi plus pâle que celui des lymphocytes. Ces éléments sont toujours isolés, jamais réunis en placards. L'étiquette que nous leur appliquons, après Widal et Ravaut, a l'avantage de ne préjuger en rien de leur nature. Il n'est pas de période de la pleurésie tuberculeuse primitive, à laquelle nous n'ayons pas rencontré ces grands éléments uninucléés ; il est exceptionnel qu'ils fassent complètement défaut » (L. Ramond). Ces éléments englobent souvent des hématies, des polynucléaires et même des lymphocytes.

Ils se détruisent rapidement et abondent surtout lorsque le liquide contient ou a contenu beaucoup de polynucléaires neutrophiles, c'est-à dire lorsque la bactériolyse est plus parfaite, et la tuberculotoxine mise en liberté.

d) *Eosinophiles.* — Nous avons vu que l'éosinophile est attiré dans les hématomes très riches en globules rouges, lorsque le polynucléaire neutrophile est absent ou ne vient pas en quantité suffisante, et lorsque la toxine hématique libre se trouve également absente ou insuffisante ; en un mot, dans des foyers contenant un grand nombre d'hématies qui ne se dissocient pas ou se détruisent lentement. Si l'éosinophile est sollicité par des conditions identiques de la cellule bactérienne, nous devons observer l'éosinophilie, dans la tuberculose pleurale, lorsque la polynucléose est insuffisante ou nulle et lorsque la bactériolyse se fait mal. Dans ce cas, l'auto-toxicité doit être peu marquée, et par conséquent le liquide peu abondant. Signalons que ces liquides devront être très hétéro-toxiques en injection, puisqu'ils se caractérisent chez le malade par une insuffisance de bactériolyse. Mais dans l'organisme injecté, celle ci pourra être complète et manifester ses effets.

La bactériolyse n'est jamais entravée par absence d'hématotoxine ou de lipase. Nous n'avons pas vu de liquide tuberculeux séro-fibrineux insuffisamment hématotoxique et lipasique : ce liquide hématolyse toujours fortement les globules de lapin.

L'absence complète de polynucléose neutrophile, d'où peut résulter l'insuffisance de protéolyse et par conséquent de bactériolyse, est rare. Mais la quantité des polynucléaires neutrophiles, est souvent très basse. Il s'ensuit que l'éosinophilie est fréquente dans la pleuro-tuberculose primitive. L. Ramond a constaté l'éosinophilie chez huit malades sur vingt et un. Elle passe d'ailleurs facilement inaperçue, car elle n'est que relative et ne dépasse guère 5 à 7 pour 100 leucocytes ; de plus elle est passagère, quelquefois intermittente.

L'éosinophile est l'élément caractéristique des milieux dont la toxicité réelle est peu prononcée, mais dont la toxicité virtuelle peut être très grande. Nous avons vu que ce qui doit distinguer les pleurésies éosinophiliques, c'est l'absence ou le peu d'intensité de la bactériolyse. Voici les caractères que présentent ces pleurésies.

a) Ce sont surtout des pleurésies à épanchement moyen ou peu abondant au début, ou à la fin de la maladie.

La plupart de ces pleurésies évoluent rapidement vers la guérison, sans présenter, ou en présentant pendant peu de temps, une phase de lymphocytose prédominante. Le plus souvent il n'y a pas de fièvre ou elle est très éphémère. Cela montre donc une auto-toxicité légère, c'est-à-dire une insuffisance de bactériolyse et de mise en liberté de tuberculotoxine.

b) L'hétéro-toxicité doit être grande, car la bactériolyse se complète dans l'organisme étranger, et la tuberculotoxine libérée peut tuer l'animal injecté. C'est ce que confirme l'expérience. Quatre fois sur cinq, des sérosités pleurales légèrement éosinophiliques, injectées au cobaye à la dose de 20 à 30 centimètres cubes, ont déterminé la mort de l'animal. Chez ce dernier la bactériolyse se produit ; on n'aura donc pas une toxicité immédiate, mais une toxicité à action lente. En effet, sur quatre cas, le liquide a tué le cobaye en 24,36,24,48 heures et 5 jours.

7° **Hématies.** — Le nombre des hématies contenues dans le liquide pleural tuberculeux se rapproche le plus souvent de celui des globules blancs : de 1.000 à 6.000 par millimètre cube en moyenne.

Leur nombre est donc infime, relativement au chiffre de 5 millions par millimètre cube contenu dans le sang circulant.

La substance qui les attire dans la plèvre n'est sans doute pas d'origine tuberculeuse. En effet, nous allons voir qu'elles sont moins abondantes dans la cavité arachnoïdo-pie-mérienne où s'extravase peu ou pas de sérum sanguin. C'est probablement l'hématotoxine de la sérosité extravasée qui attire les hématies.

II. — Méningite tuberculeuse.

La méningite tuberculeuse purulente n'existe pas. Cependant, la suppuration peut être provoquée par d'autres microbes dans le liquide céphalo-rachidien. Pourquoi le bacille de Koch ne crée-t-il pas des méningites purulentes ? Nous expliquerons cette particularité, après avoir étudié la méningite tuberculeuse.

Nous sommes également redevables à L. Ramond de l'étude la plus détaillée faite sur la méningite tuberculeuse.

Les réactions de cette maladie s'opposent à celles de la pleurésie tuberculeuse séro-fibrineuse, surtout par l'abondance des bacilles de Koch dans le liquide céphalo-rachidien, l'absence de réaction séro-fibrineuse appréciable, la pauvreté des réactions leucocytaires.

1° **Le bacille de Koch.** — Widal et Le Sourd les premiers, ont montré l'extrême virulence des liquides céphalo-rachidiens tuberculeux. Avec 2 à 8 centimètres cubes de liquide, on tuberculise presque à coup sûr le cobaye.

« Cette virulence si grande du liquide céphalo-rachidien ne nous étonne plus, lorsque nous considérons la facilité avec laquelle le bacille de Koch est décelé par l'examen direct des culots de centrifugation de ces liquides. Nos recherches sur ce point ont été couronnées de succès 12 fois sur 13 » (L. Ramond.

2° **La sensibilisatrice tuberculeuse.** — Dans deux cas de méningite tuberculeuse, nous n'avons pu obtenir par la méthode de Bordet et Gengou, la preuve de la présence d'une sensibilisatrice libre dans le liquide céphalo-rachidien tuberculeux.

3° **La tuberculotoxine.** — Il est difficile d'en apprécier ici les effets toxiques généraux, car il est probable qu'elle se fixe immédiatement sur le tissu nerveux sous-jacent, et que la quantité libérée échappe à une appréciation approximative. Cette opinion repose sur l'expérience suivante : un liquide pleural, toxique pour le cobaye, à la dose de 30 centimètres cubes, est mélangé pendant une demi-heure avant l'injection, et mis à l'étuve à 37°, avec 5 centimètres cubes d'un extrait cérébral de cobaye. Ce mélange n'a pas montré de toxicité.

La diffusibilité très grande des toxines *in vivo* nous autorise à supposer que si elles sont dissoutes dans le liquide céphalo-rachidien, elles peuvent imprégner le tissu nerveux sous-jacent.

La fièvre presque constante et souvent élevée, l'évolution fatalement mortelle de la maladie, montrent que cette substance agit sans doute sur le système nerveux et qu'il s'accomplit une bactériolyse plus ou moins marquée dans le liquide céphalo-rachidien. Puisque cette substance s'est caractérisée dans la plèvre, par une action toxique après injection chez le cobaye, par la réaction séro-fibrineuse et l'hypoleucocytose, étudions ces mêmes réactions dans le liquide céphalo-rachidien tuberculeux.

a) *Toxicité.* — Pour l'apprécier, comparativement avec celle du liquide pleural tuberculeux, il faut inoculer la même dose de liquide céphalo-rachidien aux cobayes. Cette recherche a été insuffisamment pratiquée.

« Au-dessus de 15 centimètres cubes, l'inoculation du liquide céphalo-rachidien de méningite tuberculeuse a tué 2 fois sur 6 rapidement sans lésions ; la toxicité est donc, pour ces doses, de 33,33 0/0. Au-dessous de 15 centimètres cubes, la toxicité est nulle ; sur 37 cas aucune mort n'a été constatée » (L. Ramond).

Si la dose de substance toxique par centimètre cube de liquide céphalo-rachidien semble identique à celle que renferme le liquide pleural, elle est loin d'être la même lorsqu'on envisage la totalité du liquide contenu, d'une part dans la cavité pleurale, et de l'autre dans la cavité arachnoïdo-pie-mérienne. En prenant comme termes de comparaison le chiffre de 1 litre pour un épanchement pleural dont 15 centimètres cubes se montrent toxiques, nous voyons qu'il contient 10 fois plus de poison qu'un liquide céphalo-rachidien dont la totalité est appréciée largement à 100 centimètres cubes, et qui serait toxique à la même dose ; avec le premier on pourrait tuer 66 cobayes et 6 seulement avec le second.

Nous sommes donc à peu près certain (l'absorption probable de tuberculotoxine par le système nerveux empêche la certitude absolue), que dans ce liquide, riche en bacilles, la bactériolyse est moins active que dans le liquide pleural.

b) *Réaction séro-fibrineuse.* — Les liquides céphalo-rachidiens tuberculeux ne contiennent pas ou contiennent très peu de sérosité fibrineuse. Ils sont habituellement incolores. Lorsqu'ils sont jaunâtres (toute hémorragie étant écartée), ils possèdent en général un pouvoir globulicide plus ou moins marqué sur les hématies de lapin. Il est très rare qu'ils ne présentent pas un petit coagulum fibrineux « mince, ténu, transparent, flottant parfois au sein du liquide » (Sicard).

Si l'on ajoute encore la présence plus ou moins considérable d'albumine, on voit que la cavité est envahie par une petite quantité de sérosité sanguine. A notre avis, cette pauvreté de réaction tient à ce qu'il est difficile à la sérosité inflammatoire d'affluer en quantité importante dans la cavité arachnoïdo-pie-mérienne. Car, étant remplie de liquide et peu dilatable, elle se laisse difficilement envahir par le plasma sanguin et les substances solubles pouvant diffuser à travers ses parois malades. Aussi, les grandes extravasations séro-fibrineuses sont exceptionnelles dans la cavité arachnoïdo-pie-mérienne. Et, à ce point de vue, la cavité sous-arachnoïdienne s'oppose à la cavité pleurale, où la pression négative permet si fréquemment les abondantes exsudations séro-fibrineuses.

L'injection du liquide céphalo-rachidien au cobaye nous

ayant montré que, sous le même volume, sa toxicité est sans doute aussi élevée que celle du liquide pleural, nous devons par suite constater dans ce liquide, la marque directe de la toxicité : l'action cellulicide, l'hypoleucocytose.

c) *Réaction leucocytaire*. — Ce qui caractérise les réactions cellulaires dans le liquide céphalo-rachidien tuberculeux, c'est leur extrême variabilité.

« Le chiffre des globules blancs au niveau de la région lombaire, point où se rencontre presque toujours le bacille de Koch, varie suivant les cas de 5, 16, 20, 80, 800, 1.000 à 1.200 par millimètre cube.

Dans les cinq cas où nous avons pu, chez le même malade, pratiquer plusieurs ponctions, nous avons vu deux fois le nombre de leucocytes augmenter jusqu'à la mort, une fois il est resté stationnaire, et une fois il a diminué » (L. Ramond).

La diapédèse leucocytaire la plus élevée, constatée dans tout le liquide céphalo-rachidien par L. Ramond, se chiffre à 86.310.000. Il est exceptionnel que les leucocytes atteignent 50 millions.

D'une façon générale, les éléments blancs qui nagent dans le liquide céphalo-rachidien sont beaucoup plus altérés que ceux que l'on rencontre dans le liquide de la pleuro-tuberculose primitive.

1° *Polynucléaires neutrophiles*. — La quantité de polynucléaires neutrophiles constatée par L. Ramond, n'a jamais dépassé le chiffre de 70.766.000.

Voici quelques-unes de ses numérations :

JOURS	QUANTITÉ DE LEUCOCYTES	QUANTITÉ DE POLYNUCLÉAIRES	QUANTITÉ DE LYMPHOCYTES	QUANTITÉ DE MONONUCLÉAIRES
		Obs. II.		
11e jour....	50.400.000	8.366.400	38.304.000	3.729.600
12e jour....	60.200.000	9.812.600	49.665.000	722.400
		Obs. III.		
10e jour....	10.990.000	109.900	10.660.300	219.800
12e jour....	26.950.000	5.443.900	19.215.350	2.290.750
14e jour....	31.150.000	5.482.400	25.044.600	623.000
		Obs. VII.		
4e jour.....	8.750.000	6.343.750	1.006.250	1.400.000
6e jour.....	35.000.000	21.875.000	11.200.000	1.925.000
9e jour.....	44.590.000	35.538.230	5.484.570	3.567.200
12e jour.....	66.500.000	57.589.000	5.187.000	3.524.500
17e jour.....	49.980.000	42.283.080	3.398.640	4.298.280
19e jour.....	28.000.000	25.200.000	1.512.000	1.288.000
		Obs. XI.		
12e jour....	49.980.000	15.993.600	33.986.400	0
13e jour....	40.600.000	13.952.200	8.047.800	0

Concetti le premier a insisté sur le rapport qui existe entre la présence de polynucléaires neutrophiles dans le sac arachnoïdo-pie-mérien et l'abondance des bacilles de Koch dans le liquide. Le fait cadre bien avec la forte diapédèse de polynucléaires neutrophiles dans la pleurésie purulente tuberculeuse. Mais dans la pleurésie tuberculeuse séro-fibrineuse, qui contient très peu de bacilles, pourquoi trouvons-nous jusqu'à 4 milliards de polynucléaires neutrophiles ?

La quantité des bacilles n'a donc pas de valeur absolue.

Le foyer morbide où se passent les réactions explique plutôt cette différence des réactions leucocytaires. La fragilité des leucocytes et leur altération très facile dans le liquide céphalo-rachidien font comprendre la fréquence et la persistance de la polynucléose pendant toute l'évolution de la méningite tuberculeuse (action attractive de la leucotoxine spécifique). La résorption hâtive des éléments figurés, fonction physiologique spéciale à la cavité arachnoïdo-pie-mérienne, s'oppose à leur accumulation.

2° *Lymphocytes.* — La petite quantité des lymphocytes dans le liquide céphalo-rachidien montre que cet élément leucocytaire n'est pas influencé seulement par le bacille, mais bien par les conditions qu'engendre le bacille en voie de bactériolyse, lorsqu'il est protéolysé. L'irrégularité de la bactériolyse dans le liquide céphalo-rachidien explique non seulement la faible quantité des réactions leucocytaires, mais l'anarchie évolutive qui les sollicite. « On ne voit pas dans les méningites tuberculeuses, comme dans les pleurésies, le nombre des polynucléaires atteindre son maximum à la période initiale de la maladie, puis décroître ensuite, pendant que les lymphocytes suivent une évolution inverse. La plus grande irrégularité se manifeste dans la constitution de la formule cytologique aux différents stades de la maladie. Ainsi dans l'observation III, la lymphocytose presque pure du début fait place dans la suite à une formule mixte dans laquelle les polynucléaires entrent dans la proportion de 20 pour 100 ; tandis que dans une autre observation (obs. VII) les polynucléaires, d'abord très nombreux, diminuent pendant un temps, pour augmenter de nouveau plus tard. Chez deux malades (obs. II et VI) la formule reste à peu près identique à deux époques différentes de la méningite. Dans l'observation de Lesné (obs.

XIV), les polynucléaires augmentent à chaque nouvelle ponction » (L. Ramond).

3° *Grands éléments uninucléés.* — Ils sont en général peu abondants.

4° *Eosinophiles.* — La réaction éosinophilique dans le liquide céphalo-rachidien des méningites tuberculeuses est très rare et pour ainsi dire inexistante.

4° **Antituberculotoxine.** — L'antituberculotoxine est sans doute rapidement résorbée, ce qui permet à la bactériolyse de s'accomplir bien que d'une façon lente. La toxine ne séjourne probablement pas dans le liquide céphalo-rachidien, mais son contact direct avec les centres nerveux fait comprendre sa grande novicité. Il est possible que son action soit en partie neutralisée par l'antitoxine, ce qui explique la durée, relativement longue, dans certains cas, de la maladie.

5° **Action bactériogénétique.** — Elle est favorisée dans le liquide céphalo-rachidien. En effet, nous avons vu que la tuberculotoxine est probablement absorbée en partie par le tissu nerveux sous-jacent. De plus, la pauvreté des réactions sanguines entraîne une imprégnation peu marquée des bacilles par l'hématotoxine et la lipase du sérum sanguin. Dès lors, la genèse bactérienne est facilitée, et la petite quantité de toxine spécifique peut exciter les bacilles intacts et les faire proliférer.

Tout est donc réalisé dans la méningite tuberculeuse pour la gravité de l'infection : la difficulté de la bactériolyse et la facilité de la prolifération microbienne. Les agents bactériolytiques non spécifiques sont en effet très peu abondants : outre l'insuffisance ou l'absence des substances solubles du sérum sanguin, les différents leucocytes ne sont relativement pas nombreux.

6° **Hématies.** — Les hématies sont rares ou absentes, dans le liquide céphalo-rachidien de méningite tuberculeuse : elles sont habituellement au-dessous de 100 par millimètre cube. Nous pensons que leur extravasation minime, parfois nulle, résulte de la quantité très faible de sérum sanguin exsudé et par conséquent de la quantité insignifiante d'hématotoxine spécifique dissoute dans ce sérum.

Les localisations microbiennes de la tuberculose sont pleines d'intérêt, non seulement dans leur détail que nous venons d'exposer, mais surtout dans leur ensemble. Elles réalisent trois modes divers de réactions sanguines locales qu'il nous faut confronter avec d'autres infections provoquant des réactions comparables.

§ 2. — Les réactions sanguines bactériolytiques.

1° **Réaction séro-fibrineuse.** — La pleurésie tuberculeuse séro-fibrineuse représente le type de la réaction par bactériolyse complète.

La diapédèse des polynucléaires neutrophiles est constante mais peu marquée. Lorsque la toxicité du milieu est peu prononcée, ils sont remplacés ou suppléés par des éosinophiles.

L'attraction des lymphocytes est continue et considérable : il semble qu'aucune force ne paralyse à un moment donné leur diapédèse.

L'abondante exsudation séro-fibrineuse, souvent l'intoxication assez prononcée de tout l'organisme, l'hypoleucocytose constante de la sérosité pleurale, la puissance toxique du liquide démontrée par injection au cobaye, montrent que la tuberculotoxine est un poison très actif, et qui s'accumule dans la plèvre par suite de la fermeture relative de cette cavité par la néo-membrane fibreuse.

D'autres microbes, le pneumocoque par exemple, engendrent une réaction séro-fibrineuse qui ne présente pas les mêmes caractères. Les pleurésies séro-fibrineuses déterminées par ce microbe, accompagnées ordinairement d'un foyer de pneumonie sous-jacent, se distinguent habituellement par l'intensité de la diapédèse des polynucléaires (qui dure 6 à 8 jours), la réaction souvent considérable mais éphémère des lymphocytes, l'exsudation séro-fibrineuse peu abondante. Dès que la diapédèse des polynucléaires neutrophiles (qui dure souvent de 6 à 8 jours) s'arrête, il se fait à la suite une résorption hâtive du liquide. Cela suppose la mise en liberté de toutes les substances spécifiques du microbe : sensibilisatrice, toxine et antitoxine. Elles produisent : 1° la sensibilisation et l'auto-intoxication du microbe, d'où sa mort et l'arrêt de la prolifération microbienne ; 2° l'intoxication forte du malade, tempérée d'ailleurs et rapidement annihilée par l'antitoxine spécifique amenant la disparition de l'intoxication locale et générale, d'où la résorption de l'épanchement et l'apparition des phénomènes de la crise ; 3° la toxine libérée a tendance au contraire à faire pousser les germes du microbe ayant échappé à la sensibilisation. Celui-ci, par une végétation nouvelle, pourra prolonger la durée de la pleurésie et surtout la transformer en pleurésie purulente. Si l'on veut admettre que dans le poumon sous-jacent évoluent les mêmes réactions, on comprendra pourquoi la pneumonie dure 7 à 8 jours, récidive parfois et peut aboutir alors à la suppuration pulmonaire.

En général, la faible quantité de l'exsudation séro-fibrineuse, l'abondance de la leucocytose locale, indiquent que la toxine pneumococcique ne s'accumule pas dans la plèvre. Elle diffuse rapidement hors de la cavité pleurale, à l'inverse de la tuberculotoxine dans la pleurésie tuberculeuse séro-fibrineuse, sans doute parce que la cavité n'est pas fermée par une néomembrane fibreuse.

La diapédèse des éosinophiles comporte un intérêt particulier. Nous avons vu qu'elle se produit dans des liquides à autotoxicité locale faible, mais dont l'injection chez les animaux est très toxique. Il est probable que si l'on injectait le liquide au malade lui-même, le sérum sanguin de ce malade pourrait réaliser la bactériolyse complète, d'où résulterait l'intoxication grave, souvent mortelle,que nous avons constatée chez le cobaye.

Il est précisément une maladie qui présente au maximum ces conditions réactionnelles, c'est le kyste hydatique. Ce kyste constitue une poche séparée de l'organisme qui en est porteur, par une membrane très peu perméable, ainsi que l'ont établi Chauffard et Widal. Ces auteurs ont montré que des produits parasitaires peuvent traverser cette membrane, ce qui explique les réactions à son pourtour ou à distance. C'est essentiellement une réaction éosinophilique. Mais le sérum sanguin et les leucocytes ne pouvant pénétrer dans le kyste, la bactériolyse est extrêmement lente. Les substances spécifiques du parasite qui sont résorbées, ou les particules parasitaires qui émigrent de la poche et vont se dissocier dans le sang y laissent en solution la sensibilisatrice spécifique. Dans la poche elle-même, sensibilisatrice et toxine se fixent sur les éléments parasitaires. Mais comme ils sont séparés du sang par la membrane d'enkystement, à l'abri des substances bactériolytiques que charrie le sang, leur désintégration est trop lente pour intoxiquer l'organisme et provoquer une réaction des polynucléaires neutrophiles. Le degré de cette toxicité ne peut qu'impressionner les éosinophiles. Cette toxicité minime du liquide est prouvée par l'inoculation aux animaux : Chauffard et Boidin en ont injecté des doses considérables aux animaux sans déterminer aucun trouble. Le liquide hydatique ne contient pas en effet de sensibilisatrice et de toxine libres, ces substances se fixant au fur et à mesure de leur libération dans la poche, sur les parasites qui y végètent, pendant que l'antitoxine s'accumule dans le liquide. Dès lors, la petite quantité d'éléments parasitaires sensibilisés contenue dans le kyste, injectée à un animal, mettra en liberté une quantité de toxine qui sera neutralisée par l'antitoxine libre accumulée dans le liquide. Mais la plus grande partie des parasites, insuffisamment sensibilisée, ne peut être rapidement dissociée, après injection à un animal quelconque, dont le sang ne contient pas de sensibilisatrice spécifique. Il n'en est plus de même chez le malade porteur du kyste hydatique, qui remplit toutes les conditions pour réaliser cette dissociation massive. Nous avons vu que dans son sang s'est accumulée de la sensibilisatrice spécifique, parce qu'elle ne peut se fixer sur les parasites, protégés contre elle par la membrane imperméable du kyste. Si une déchirure ou une ponction entraîne un écoulement du liquide hors du kyste, et permet une résorption d'une quantité suffisante de liquide, tous les éléments parasitaires qu'il mobilise vont fixer la sensibilisatrice spécifique contenue dans le sang. Ce dernier accomplit une bactériolyse intense et rapide. De là, une intoxication grave dont Chauffard, Dieulafoy, etc. ont rapporté plusieurs cas mortels. Chauffard et Boidin considèrent avec raison cette intoxication comme un fait d'anaphylaxie. Nous identifions l'anaphylaxie de Richet à l'intoxication qui résulte de la bactériolyse. Nous reviendrons dans la suite, sur les faits qui nous engagent à expliquer de cette façon, les phénomènes de l'anaphylaxie.

Dans la pleurésie tuberculeuse, le foyer pathologique, envahi par le sang, est le siège d'une bactériolyse intense. Comme il est séparé de l'organisme par une paroi insuffisamment étanche, l'intoxication retentit à distance, et le malade présente de la fièvre ; mais la bactériolyse étant complète, la guérison spontanée se produit, lorsque les derniers bacilles fortement intoxiqués ne peuvent manifester la moindre puissance germinatrice.

Dans le kyste hydatique, si des substances parasitaires peuvent diffuser dans le sang, la paroi est trop fermée pour permettre au sang d'y affluer. Aussi, la bactériolyse n'est pas assez rapide pour intoxiquer le parasite d'une façon massive, et sous l'influence de la toxicité minime du milieu il prolifère indéfiniment. On observe donc, à cause de l'isolement parfait du parasite et de son auto-bactériolyse lente, l'absence d'intoxication générale. De plus, la prolifération parasitaire est incessante et la durée de la maladie est indéfinie.

2° **Réaction purulente.** — La pleurésie purulente tuberculeuse est un type de réaction sanguine caractérisée par l'énormité d'une seule réaction, celle des polynucléaires neutrophiles, sans lipase ou sans lymphocytose concomitante. Elle succède parfois à une exsudation séro-fibrineuse importante, avec forte bactériolyse et présente alors une période d'invasion à toxicité très forte. Puis, lorsque la toxine est fixée, que la plèvre est épaissie, le processus se localise, l'intoxication générale et même locale diminue. Dans cette affection, la coque fibreuse est parfois si épaisse, que la maladie devient pour ainsi dire uniquement locale, et l'allure est si torpide, la suppuration se reproduit si lentement, qu'on dénomme souvent la pleurésie purulente tuberculeuse, un abcès froid pleural.

La bactériolyse du bacille de Koch est moins nette qu'avec la présence d'une sérosité sanguine toxique et lipasique. Cette dernière pouvant envahir en grande quantité la cavité pleurale, la pleurésie purulente tuberculeuse est bien moins fréquente que la pleurésie séro-fibrineuse de même nature.

On observe plus souvent des pleurésies dues aux germes pyogènes : staphylocoques, streptocoques et surtout pneumocoques. Leurs toxines très actives, non retenues dans la cavité pleurale, altèrent probablement les leucocytes dans le système vasculaire et à plus forte raison dans la plèvre où elles prennent naissance. Lorsqu'ils arrivent dans la cavité, ils sont condamnés à une mort rapide, d'où l'excitation diapédétique considérable.

La fragilité leucocytaire préalable explique probablement la suppuration si fréquente constatée chez certains malades, tels que les diabétiques, les brightiques, etc. Cette fragilité leucocytaire résulte peut-être moins d'une résistance amoindrie aux causes d'altération physique que d'une modification chimique, par viciation du milieu humoral.

3° **Réaction avortée ou absente.** — La méningite tuberculeuse représente une réaction avortée, malgré l'abondance des bacilles de Koch dans le liquide céphalo rachidien.

Les bacilles y sont peu sensibilisés et intoxiqués (puisqu'ils sont très infectants). De là, le minimum de réactions bactériolytiques. Dans ces conditions, les microbes ont tendance à se comporter comme des corps inertes : les réactions ne sont pas en rapport avec le nombre global des bacilles, mais avec le nombre de ceux qui sont préparés à la bactériolyse.

La pauvreté du liquide céphalo-rachidien en sérum sanguin, la fixation probable de la tuberculotoxine au fur et à mesure de sa libération, par le système nerveux sous-jacent, en même temps que sa neutralisation par l'antitoxine expliquent que la bactériolyse ne progresse pas d'une façon régulière comme dans la pleurésie séro-fibrineuse.

Au contraire, la toxine peut rencontrer des germes intacts et les faire proliférer.

Les bacilles naissants, relativement protégés contre l'action nocive de la toxine des bacilles mourants, selon le processus indiqué, restent à l'état de germes inactifs, sur l'organisme qui en est porteur. Nous avons vu en effet que les bacilles mourants sont ceux qui entraînent les plus fortes réactions sanguines.

Telle est la raison pour laquelle la méningite tuberculeuse, constitue, parmi les réactions diverses suscitées par le bacille de Koch, une réaction avortée, parfois presque nulle (5 leucocytes par millimètre cube dans un cas).

Il ne faudra donc pas s'attendre à observer des méningites tuberculeuses purulentes, puisque la toxicité locale ne peut atteindre un degré suffisant pour permettre les modifications du bacille, les altérations de la paroi arachnoïdo-pie-mérienne et des leucocytes, assurant la diapédèse et la cytolyse rapide qui différencient la purulence des autres réactions sanguines.

La purulence est néanmoins possible dans la cavité arachnoïdo-pie-mérienne, en particulier sous l'influence des germes pyogènes. Mais pour les mêmes raisons que celles invoquées pour le bacille de Koch, elle constitue comme une réaction avortée. Les méningites purulentes présentent rarement plus de 30.000 à 40.000 polynucléaires par millimètre cube. Dans les pleurésies purulentes, au contraire, on trouve presque toujours des chiffres de 400.000, 600.000, 800.000 polynucléaires neutrophiles.

On voit donc que c'est une caractéristique de la cavité arachnoïdo-pie-mérienne infectée, de présenter un minimum de réactions leucocytaires. Aussi, c'est surtout dans cette cavité, que l'on rencontre des infections variées, sans la moindre réaction sanguine. Dans ce cas, il y a généralement une prolifération microbienne intense, trahissant une excitation génétique considérable, avec une intoxication absente ou non parallèle. Nous avons observé une semblable infection méningée à pneumocoques, sans méningite, en 1902, à l'hôpital Cochin. Plusieurs exemples de ces faits ont été réunis dans un travail d'ensemble de Ribadeau-Dumas et R. Debré. Nous avons rapproché cette variété d'infection méningée de la réaction des pleurésies putrides qui, avec une incroyable prolifération microbienne, ne s'accompagnent que d'une réaction cellulaire nulle ou insignifiante.

§ 3. — Les facteurs de la diapédèse des leucocytes.

Tous les faits qui précèdent, montrent indiscutablement que l'action des produits microbiens sur l'organisme, aboutit à la diapédèse des éléments figurés du sang. Mais cette diapédèse est-elle due à une action directe, à une attraction exercée par les microbes eux-mêmes ? Ces derniers possèdent-ils une action chimiotactique positive sur les leucocytes ? Cette question mérite d'être discutée.

Le leucocyte, mobile dans le sang circulant, est un élément cellulaire qui possède des propriétés biologiques générales : 1° propriétés physiques, la diapédèse et la phagocytose ; 2° propriétés chimiques fermentatives.

L'opinion dominante a tendance à isoler le leucocyte de l'organisme, et à le considérer comme une sorte de petite entité zoologique exerçant d'une façon relativement indépendante ses fonctions. On l'a doté d'une véritable sensibilité propre, susceptible d'être influencée par les substances les plus variées agissant par chimiotaxie positive ou négative. En réalité, il est étroitement solidaire du grand appareil anatomo-biologique

que constituent le sang et les vaisseaux et soumis aux règles qui en régissent la vie normale et l'équilibre physiologique. Il n'est qu'un chaînon impossible à séparer d'une chaîne de réactions biologiques.

De plus, si une cause est nécessaire à la mise en action du leucocyte, il y a lieu de se demander s'il n'agit pas indépendamment d'elle, sans qu'elle soit l'agent immédiat et suffisant à la manifestation de son activité propre. Ainsi, quand une excitation produit un mouvement, le nerf ébranlé contracte le muscle, tend le tendon, fait jouer l'articulation et mobilise l'os. Le phénomène de la tension du tendon, par exemple, n'est pas dû directement à la cause, mais bien, sous l'influence de cette cause, à la contraction du muscle et à la fixation du tendon sur l'os. De même, lorsqu'un agent pathogène exagère la production de fibrin-ferment. la précipitation de fibrine qui en résulte n'est plus le fait direct de cet agent, mais dérive seulement de l'excès de fibrin-ferment.

La physiologie du leucocyte est étroitement dépendante de l'appareil anatomiqne dont il est solidaire : l'appareil vasculo-sanguin. Les toxines influencent l'ensemble de l'appareil, et la diapédèse des leucocytes n'est qu'une partie de toutes les réactions produites. Il faut voir si elle n'est pas reliée à ces multiples réactions, et si elle n'est pas commandée en partie par elles.

Nous n'insisterons pas sur le pouvoir phagocytaire du leucocyte qui semble plutôt en rapport avec le rôle de drainage qu'il effectue tout le long des voies lymphatico-vasculaires, qu'avec sa fonction fermentative. En effet, nous avons vu que ses ferments agissent surtout en solution dans les humeurs. De plus, il n'englobe pas que des corps vivants, mais des corps inertes tels que les poussières, montrant ainsi que sa fonction phagocytaire n'a pas le seul but de permettre une digestion intra-leucocytaire.

De même, la diapédèse anormale est précédée de la vaso-dilatation des capillaires, ainsi que l'a montré la célèbre expérience de Cohnheim. Lorsque cette vaso-dilatation se produit, le pouvoir diapédétique, propriété essentielle du leucocyte, lui permet de s'extravaser en quantité considérable en dehors des vaisseaux. Le phénomène physique de la diapédèse leucocytaire est, dans une certaine mesure, comparable au phénomène physique de l'extravasation aqueuse. Widal, Lemierre et Javal ont montré que la seule rétention du chlorure de sodium dans les néphrites provoque des œdèmes. On voit par suite de cette rétention, des litres d'eau s'extravaser et créer des hydropisies diverses. Il serait impossible à cette quantité d'eau de rester dans les vaisseaux ; elle supposerait une hydrémie absolument irréalisable et incompatible avec la vie. Le tissu conjonctif et les séreuses constituent comme une sorte d'exutoire pour le chlorure de sodium retenu, accompagné d'une quantité d'eau de dilution (1.000 cent. cubes pour 7 gr. 50) qui caractérise l'état d'équilibre physiologique ou vital. L'extravasation de l'eau et du sel est réglée par ce mécanisme physiologique, sans intervention dans leur rapport, de la cause première qui rend le rein imperméable au chlorure de sodium.

Nous pensons de même,que la diapédèse des leucocytes n'est pas réglée en premier lieu par la cause étrangère, par l'agent pathogène lui-même, mais résulte de l'état anormal qu'il détermine au niveau des parois capillaires. Leur vaso-dilatation permet une diapédèse facile et exagérée. Puis, les leucocytes venus dans le foyer morbide sont rapidement détruits, leucolysés. Leur protéase ou toxine spécifique libérée est la substance qui possède le pouvoir chimiotactique le plus actif sur les leucocytes de variété correspondante. De ce corps dépend l'intensité de l'attraction leucocytaire. Dans le système circulatoire lui-même, la toxine et la leucotoxine solubilisées entretiennent la mortification et la régénération leucocytaires.

1° **Diapédèse des polynucléaires neutrophiles.**— *A*) *Dans les suppurations*, la diapédèse rapide et élevée des polynucléaires neutrophiles s'accompagne toujours d'une hyperpolynucléose sanguine forte et d'une vaso-dilatation plus ou moins considérable. Si l'on ouvre le foyer suppuré, le poison et la leuco-protéase ne diffusent pas ou peu dans le sang, l'hyperleucocytose s'abaisse, la vaso-dilatation locale cesse et la suppuration se tarit ou se ralentit. Tout agent qui diminue la vaso-dilatation atténue la rapidité de la suppuration.

Il existe un certain parallélisme entre le degré de la polynucléose sanguine et de la vaso-dilatation et celui de la diapédèse : le pneumocoque qui détermine des hyperleucocytoses sanguines considérables, engendre également des réactions vaso-dilatatrices très marquées, et crée des pus rapidement abondants et riches en globules. Souvent, ces pus contiennent très peu de microbes : il n'y a aucun parallélisme entre le nombre des microbes contenus dans l'abcès et le nombre des leucocytes diapédésés (400.000, 600.000), ce qui montre encore que ceux-ci ne sortent pas sous l'influence attractive de ceux-là.

La pleurésie purulente tuberculeuse se caractérise au contraire, à sa période d'état, par la lenteur de formation de la suppuration et par sa pauvreté relative en globules de pus. L'hyperleucocytose sanguine nulle ou peu marquée, la mortification leucocytaire lente, l'enkystement du foyer et la vaso-dilatation minime, engendrent une diapédèse peu active.

Nous avons signalé la faible quantité des leucocytes dans les suppurations méningées. Il est probable que la pression du liquide dans cette cavité gêne la diapédèse, de même qu'elle empêche les grandes extravasations séro-fibrineuses. De plus, la vaso-dilatation est sans doute moins marquée sur les parois méningées, que sur les parois d'autres cavités, par suite de la résorption rapide de la toxine microbienne et de son absorption par les centres nerveux sous-jacents.

Les suppurations ne se distinguent pas seulement par la destruction rapide des leucocytes, mais par leur quantité anormale et par l'absence de lipase dans le liquide qui tient en suspension les globules de pus.

Le pus contient ordinairement de 200.000 à un million et plus de leucocytes par millimètre cube. Par contre, le contenu en leucocytes adultes du sang circulant dépasse rarement 60.000 et atteint tout à fait exceptionnellement le taux de 100.000 par millimètre cube. Quel est donc le frein qui s'oppose à la montée leucocytaire dans le sang circulant ? Nous ne pouvons le dépister que dans le leucocyte lui-même, dans son anti-leucotoxine ou anti-protéase, qui paralyse la protéase, agent de régénération, de chimiotaxie et de mortification leucocytaires.

Toute cytolyse nécessite un ferment protéolytique et un ferment lipolytique. Ces deux sortes de ferments abondent dans le sang : il en résulte que la leucolyse peut être complète et aboutir à la mise en liberté de l'anti-protéase spécifique qui empêche la progression de l'hyperleucocytose. Dans le foyer purulent au contraire, la lipase manque et la leucolyse est incomplète, en particulier la solubilisation de l'anti-protéase. Dès lors, la protéase peut indéfiniment, par sa chimiotaxie élective, engendrer la diapédèse des polynucléaires.

On sait que les injections de sérum ne provoquent jamais la purulence, ou du moins une diapédèse leucocytaire comparable à celle du pus. Il est cependant un cas où une injection de sérum pourra engendrer une réaction pyoïde : c'est celui où ce sérum contiendra précisément en solution les substances leucocytaires spécifiques, ou plutôt la leucotoxine. Besredka injecte dans la cavité péritonéale de deux cobayes, à l'un, du sérum normal, à l'autre, du sérum leucotoxique. Quatre jours après, le témoin (sérum normal) avait 52.000 globules par millimètre cube, l'autre (sérum leucotoxique) en avait 462.000 par millimètre cube. « On possède donc dans le sérum leucocytaire un moyen d'obtenir dans la cavité péritonéale un afflux leucocytaire qui est à la fois plus intense et plus durable que celui provoqué avec n'importe quelle autre substance connue jusqu'à présent (1). »

L'absence de lipase dans le pus ne permet pas une leucolyse complète, en particulier la libération de l'antiprotéase leucocytaire. Comment disparaît la lipase exsudée avec le liquide sanguin ? Il est possible qu'elle soit détruite par la protéase leucocytaire. En effet, Ehrlich et Sachs ont établi que l'alexine ou lipase disparaît au contact des ferments protéolytiques.

B) *Dans les exsudations séro-fibrineuses*, la diapédèse des polynucléaires neutrophiles est très variable.

a) Dans les pleurésies pneumococciques, les polynucléaires existent toujours, quelquefois en abondance extrême (plus de 100.000 par millimètre cube). Il existe en même temps une hyperleucocytose sanguine forte et une vaso-dilatation intense. Il est souvent impossible, malgré la quantité des polynucléaires, d'observer un seul microbe ; le liquide injecté à la souris se montre parfois inoffensif.

b) Dans la pleurésie tuberculeuse séro-fibrineuse, la polynucléose est faible et souvent transitoire.

Cependant, la vaso-dilatation continue permettant la diapédèse des lymphocytes et du sérum, réalise un état vascu-

(1) Besredka, La leucotoxine et son action sur le système leucocytaire, *Ann. Inst. Pasteur*, 1900, p. 395.

laire favorable à la sortie des polynucléaires. Il faut donc que toutes les autres conditions physiologiques nécessaires à cette diapédèse soient annihilées. En effet, la pleurésie tuberculeuse en pleine période lymphocytaire présente peu ou pas de polynucléaires dans le liquide pleural. Elle ne s'accompagne pas d'hyperpolynucléose sanguine, ou bien cette polynucléose est peu élevée. Mais il faut surtout que la protéase leucocytaire ait été neutralisée dans la plèvre par l'anti-protéase. Le liquide pleural est assez riche en lipase pour permettre une lipolyse totale des éléments leucocytaires et la mise en liberté de l'anti-protéase. La destruction porte donc surtout sur des éléments lymphoïdes, et l'influence attractive de la lipase solubilisée s'exerce exclusivement sur les cellules originelles. Aussi, la sérosité est très riche en lymphocytes : elle en contient 40 à 50 fois plus que le sang circulant.

L'ascite mécanique aseptique est intéressante en ce qui concerne ces réactions leucocytaires. Avec elle, aucune substance toxique étrangère n'intervient : aussi, la lymphocytose est constante, mais comparable à celle du sang circulant (60 à 200 lymphocytes par millimètre cube). Cependant, le voisinage de l'intestin, foyer d'infection, peut entraîner à chaque instant de la vaso-dilatation et de la diapédèse des polynucléaires neutrophiles, d'autant plus qu'aucune réaction prédominante n'existe dans la sérosité aseptique. Aussi, la formule cytologique des ascites est très variable.

Si toute diapédèse des polynucléaires neutrophiles nécessite une vaso-dilatation concomitante, et si la purulence ou l'extravasation massive résultent de la leucocytolyse, on ne verra pas de suppuration ou de leucocytose locale engendrée par un agent susceptible de créer une hyperleucocytose sanguine, mais ne possédant pas la propriété vaso-dilatatrice. L'urée réalise justement de telles conditions physiologiques.

Retenu dans le sang, ce corps engendre toujours une hyperleucocytose sanguine, plus ou moins notable. Or, Widal et G. Froin ont montré que l'urée se trouve toujours au même taux de solution dans le liquide céphalo-rachidien et dans le sang. Cette substance peut se diluer dans le liquide céphalo-rachidien, au taux de 6 grammes par litre, sans y déterminer la moindre réaction leucocytaire.

L'urée nous montre donc l'exemple très net d'une substance capable de s'accumuler en quantité égale dans le sang et les humeurs. Dans le sang, elle aboutit à la création d'une hyperleucocytose notable (15.000, 20.000, 30.000) ; dans le liquide céphalo-rachidien, sa présence n'entraîne aucune réaction leucocytaire. Elle ne se traduit également par aucun phénomène d'irritation méningée : pas de signe de Kernig, pas de douleurs rachidiennes, etc. Il faut donc considérer l'urée comme une substance non vaso-dilatatrice, d'où absence de diapédèse. On pourrait prétendre que l'urée n'est pas le facteur de l'hyperleucocytose sanguine, chez le néphritique. Cependant cette hyperleucocytose ne survient d'une façon constante que chez le néphritique azotémique ou en état de rétention uréique.

2° **Diapédèse des lymphocytes.** — Les lymphocytes s'extravasent en un point de l'organisme, dans deux conditions : comme réaction d'emblée primitive ou bien secondaire à celle des polynucléaires neutrophiles. La lymphocytose qui suit la polynucléose, dans les pleurésies tuberculeuses, pneumococciques, etc., est souvent abondante, mais n'atteint jamais des chiffres considérables. Le nombre de lymphocytes le plus élevé que nous ayons constaté dans un millimètre cube de sérosité pleurale a été de 6.000 par millimètre cube (dans une pleurésie pneumococcique séro-fibrineuse). Mais on ne voit jamais de pus à lymphocytes parce que cet élément est bien moins fragile que le polynucléaire neutrophile. La destruction porte toujours sur un nombre restreint de ces leucocytes. Leur diapédèse est donc toujours mesurée ; ce sont des éléments en général bien conservés et bien vivants. Ils surviennent également dans les foyers bactériolytiques au moment de la lipolyse, lorsque la toxine et l'antitoxine sont mises en liberté. Dans ces conditions, ils annoncent la terminaison du processus réactionnel (la tuberculose exceptée).

Il en est tout autrement de la lymphocytose primitive ou plutôt de la lymphocytose engendrée par une maladie tissulaire, se produisant le plus souvent sans phase de polynucléose antécédente.

Le lymphocyte est un élément plus lymphatique que sanguin. A son contact, viennent, apportés par les lymphatiques, tous les lipoïdes des cellules parenchymateuses dont il doit assurer la lipolyse. Aussi, tandis que nous voyons le polynucléaire neutrophile s'extravaser, toujours à la faveur d'hyperleucocytoses sanguines, dans des infections pouvant modifier profondément l'équilibre leucocytaire du sang ou l'état de la dilatation vasculaire, le lymphocyte s'extravase et s'accumule en dehors des lymphatiques sous l'action des altérations de tous les tissus dont les vaisseaux lymphatiques sont chargés normalement de drainer les déchets. On le voit s'entasser dans les parenchymes ; ceux qui sont riches en lipoïdes traduisent leur déchéance par la réaction lymphocytaire précoce et abondante. Nul n'est plus instructif à ce point de vue que le tissu nerveux. Dans la paralysie générale, le tabes, etc..., l'infiltration lymphocytaire est considérable et massive. Elle n'est pas discrète comme dans le sérum sanguin où les éléments cellulaires lipoïdiques sont très rapidement dissociés.

Dans ces maladies dégénératives des centres nerveux, les lymphocytes constituent une véritable nappe lymphocytaire continue au contact du tissu en voie de dégénérescence tandis qu'ils débordent en petite quantité dans le liquide céphalo-rachidien (5, 10, 50, 80 par millimètre cube) où les lipoïdes sont très dilués. Ajoutons en passant qu'on a attribué à ces lipoïdes solubilisés, le pouvoir fixateur dans le séro-diagnostic de Wassermann.

La cavité arachnoïdo-pie-mérienne constitue le foyer de l'organisme où la réaction lymphocytaire est le plus facile à mettre en évidence, et à comparer dans son moment d'apparition et sa durée, avec les autres réactions sanguines. Le liquide céphalo-rachidien ne contient normalement ni lipase, ni lymphocytes. Lorsque la méningite est suppurée, les lymphocytes sont très rares ou même absents. En effet, la suppuration caractérise une diapédèse massive de polynucléaires avec mortification des éléments diapédésés. On sait que les protéases détruisent l'alexine ou lipase (Ehrlich et Sachs). Dès lors, la lipase manquant, les lymphocytes ne sont pas sollicités à s'extravaser dans le liquide céphalo-rachidien.

Mais lorsque les polynucléaires qui se trouvent dans le liquide céphalo-rachidien subissent une destruction lente, maîtrisée par l'antileucotoxine, la réaction séreuse et lipasique est possible, quoique toujours très légère. La lipase exsudée entretient la réaction à lymphocytes. La réaction lymphocytaire accompagne la réaction à polynucléaires, et lui est parallèle. G. Froin et G. Foy ont mis le fait en évidence, dans une observation de méningite séro-fibrineuse.

Il s'agissait d'une méningite survenue quelque temps après une rachistovaïnisation, caractérisée pendant plusieurs jours par une réaction leucocytaire et devenue à un moment donné très fibrineuse.

Voici les examens du liquide céphalo-rachidien et du sang pratiqués dans ce cas :

Cinquième jour.

Ponction lombaire.

Ecoulement en gouttes rapides.

Quantité : 15 centimètres cubes.

Liquide trouble ; incolore et limpide après centrifugation.

Fibrine : Petit coagulum à apparition tardive.

Numération :	Globules rouges (par mill. cube). . .		0
—	Eléments blancs	— . . .	3.640

Pourcentage.		Quantité par millimètre cube.	
Polynucléaires	76,36	Polynucléaires	2.779
Cellules uninucléées. . .	3,17	Cellules uninucléées. . .	115
Lymphocytes	20,46	Lymphocytes	744

Septième jour.

Ponction lombaire.

Ecoulement : Gouttes rapides.

Quantité : 18 centimètres cubes.

Liquide moins trouble ; limpide incolore après centrifugation.

Fibrine : Coagulum assez volumineux, apparu quinze minutes après la ponction.

Numération :	Globules rouges (par mill. cube). . .		0
—	Eléments blancs	— . . .	1.460

Pourcentage.		Quantité par millimètre cube.	
Polynucléaires	79,69	Polynucléaires	1.163
Cellules uninucléées. . .	1,91	Cellules uninucléées. . .	278
Lymphocytes.	18,39	Lymphocytes	268

Neuvième jour.

Ponction lombaire.

Ecoulement en jet puis en gouttes rapides.

Quantité : 15 centimètres cubes.

Liquide trouble et légèrement jaunâtre ; limpide après centrifugation.

Numération :	Globules rouges (par mill. cube). . .		66
—	Eléments blancs	— . . .	8.460

Pourcentage.		Quantité par millimètre cube.	
Polynucléaires	88,75	Polynucléaires	7.508
Cellules uninucléées. . .	6,58	Cellules uninucléées. . .	556
Lymphocytes	4,65	Lymphocytes.	393

Examen de sang :

Numération :	Globules rouges	5.475.000
—	Globules blancs	14 100

Pourcentage : Polynucléaires. 80
— Mononucléaires 18
— Lymphocytes 1,60
— Mastzellen. 0,40

Dixième jour.

Injection intraveineuse de 5 centimètres cubes d'une solution de collargol à 1 p. 100.

Examen du sang avant l'injection :

Numération : Globules rouges 3.550.000
— Globules blancs 10.800
Pourcentage : Polynucléaires. 69,76
— Mononucléaires 17,19
— Lymphocytes 11,15
— Eosinophiles. 1,35
— Mastzellen. 1,25

Examen du sang, six heures après l'injection :

Numération : Globules rouges 4.690.000
— Globules blancs 21.600
Pourcentage : Polynucléaires. 77,87
— Mononucléaires 16,53
— Lymphocytes 3,14
— Eosinophiles 1,57

Onzième jour. Ponction lombaire.

Ecoulement en gouttes rapides.

Quantité : 20 centimètres cubes.

Liquide trouble ; après centrifugation, limpide et incolore.

Numération : Leucocytes 2.400
— Globules rouges 0

Pourcentage.		Quantité par millimètre cube.	
Polynucléaires	86,77	Polynucléaires	2,082
Cellules uninucléées. . .	5,83	Cellules uninucléées. . .	139
Lymphocytes	7,39	Lymphocytes.	177

Examen de sang :

Numération : Globules rouges 5.700.000
— Globules blancs 15.300
Pourcentage : Polynucléaires. 68,37
— Mononucléaires. 27,77
— Lymphocytes 0,42
— Eosinophiles. 0,85
— Mastzellen. 2,56

Dix-huitième jour. Ponction lombaire.
Ecoulement en jet, puis en gouttes rapides.
Quantité : 18 centimètres cubes.
Liquide trouble ; limpide après centrifugation.
Fibrine : coagulum assez volumineux.

Numération :	Leucocytes	6.250
—	Globules rouges	0

Pourcentage.		Quantité par millimètre cube.	
Polynucléaires	93	Polynucléaires	5.812
Cellules uninucléées	4	Cellules uninucléées	250
Lymphocytes	3	Lymphocytes	187

Examen de sang :

Numération :	Globules rouges	5.210.000
—	Globules blancs	16.800
Pourcentage :	Polynucléaires	82,29
—	Mononucléaires	16,31
—	Lymphocytes	0,34
—	Eosinophiles	1,04

Dix-neuvième jour
Examen de sang :

Numération :	Globules rouges	4.530.000
—	Globules blancs	12.900
Pourcentage :	Polynucléaires	81,93
—	Mononucléaires	14,09
—	Lymphocytes	1,76
—	Eosinophiles	1,32
—	Mastzellen	0,88

Vingtième jour.
Examen de sang :

Numération :	Globules rouges	5.055.000
—	Globules blancs	21.600
Pourcentage :	Polynucléaires	80,45
—	Mononucléaires	17,62
—	Lymphocytes	1,14
—	Eosinophiles	0,38
—	Mastzellen	0,38

Vingt et unième jour.
Ponction lombaire.
Ecoulement en jet puis en gouttes très rapides.
Quantité : 25 centimètres cubes.

Liquide trouble ; limpide et incolore après centrifugation.

Numération :	Globules rouges	0
—	Eléments blancs	4.233

Pourcentage.		Quantité par millimètre cube.	
Polynucléaires	84,63	Polynucléaires	3.582
Eléments uninucléés . .	7,82	Eléments uninucléés . .	330
Lymphocytes	7,53	Lymphocytes.	318

Examen de sang :

Numération :	Globules rouges	5.580.000
—	Globules blancs	18.900
Pourcentage :	Polynucléaires.	69,39
—	Mononucléaires	26,77
—	Lymphocytes	2,18
Pourcentage :	Eosinophiles	1,09
—	Mastzellen	0,54

Vingt-deuxième jour.

Examen de sang.

Numération :	Globules rouges	5.835.000
—	Globules blancs	22.200
Pourcentage :	Polynucléaires.	83,68
—	Mononucléaires	15,06
—	Lymphocytes	0,41
—	Eosinophiles	0.83

Vingt-troisième jour.

Examen de sang :

Numération :	Globutes rouges	4.959.500
—	Globules blancs	25.200
Pourcentage :	Polynucléaires.	90
—	Mononucléaires	9,48
—	Mastzellen	0,47

Vingt-cinquième jour.

Examen de sang :

Numération :	Globules rouges	4.230.000
—	Globules blancs	12.900
Pourcentage :	Polynucléaires.	86,07
—	Mononucléaires	12,71
—	Mastzellen.	0,57

Vingt-sixième jour.

Ponction lombaire.

Ecoulement en gouttes lentes.

Quantité : 15 centimètres cubes.

Liquide jaune verdâtre. Après quinze minutes environ, il se coagule en masse : le coagulum fibrineux compact ne se rétracte pas.

Albumine très abondante, décelée par la coagulation à la chaleur.

Le liquide détruit rapidement des globules de lapin ; chauffé à 56 degrés, il ne les détruit plus. Il contient donc de la lipase.

Pour 4 gr. 06 d'eau on trouve 0 gr. 365 de résidu sec.

Le sérum sanguin du malade est bien moins jaune que le liquide céphalo-rachidien. Ce dernier présente une réaction de Gmelin très nette qui n'existe pas dans le sérum sanguin.

Injection de 5 centimètres cubes de collargol à 1 p. 100 sous l'arachnoïde.

Numération :	Globules rouges	2.300
	la plupart épineux.	
—	Éléments blancs.	1.480

Assez nombreux hématomacrophages. Un épais réticulum fibrineux se constitue rapidement dans la chambre de l'hématimètre.

Pourcentage.		Quantité par millimètre cube.	
Polynucléaires	71,61	Polynucléaires	1.059
Eléments uninucléés. . .	19,06	Eléments uninucléés . .	282
Lymphocytes	9,32	Lymphocytes.	137

Examen du sang.

Coagulation. — Coagulation en neuf minutes sur lames de verre (procédé de Milian). Abondant réticulum à formation rapide dans la chambre humide.

Numération :	Globules rouges	4.560.000
—	Globules blancs	17.100
Pourcentage :	Polynucléaires	84,34
—	Mononucléaires	13,85
—	Lymphocytes	1,20
—	Mastzellen	0,60

Vingt-septième jour.

Ponction lombaire, vingt heures après l'injection sous-arachnoïdienne de collargol.

Ecoulement en gouttes très lentes.

Quantité : 5 centimètres cubes.

Liquide épais, noir jaunâtre, donnant un énorme culot par centrifugation.

Absence complète de coagulum fibrineux.

Numération :	Globules rouges et ombres globulaires .	40.000
—	Eléments blancs.	494.000

Nombreuses particules de collargol intra et extraleucocytaires.

Examen de sang :

Numération :	Globules rouges	4.995.000
—	Globules blancs	24.900
Pourcentage :	Polynucléaires	92,160
—	Mononucléaires	7,37
—	Lymphocytes	0,46

Vingt-huitième jour.

Examen de sang :

Numération :	Globules rouges	4.779.908
—	Globules blancs	20.700
Pourcentage :	Polynucléaires	90,09
—	Mononucléaires	9,45
—	Lymphocytes	0,45

Vingt-neuvième jour.

Ponction lombaire : cinquième espace.

Ecoulement en gouttes très lentes.

Quantité : 3 centimètres cubes.

Liquide épais, noirâtre.

Pas de fibrine.

Seconde ponction dans le quatrième espace. Elle est négative, même avec aspiration (hémorragie provoquée).

Numération :	Globules rouges	4.166
—	Globules blancs	226.000

Beaucoup de leucocytes présentent des inclusions de collargol.

Examen de sang.

Numération :	Globules rouges	5.805.000
—	Globules blancs	10 200
Pourcentage :	Polynucléaires	87,29
—	Mononucléaires	12,22
—	Lymphocytes	0,43

Trentième jour.

Examen de sang :

Numération :	Globules rouges	5.145.000
—	Globules blancs	18.300
Pourcentage :	Polynucléaires	67,79
—	Mononucléaires	29,93
—	Lymphocytes	2,25

Dans une première phase de la maladie, durant au moins vingt et un jours, le contenu anormal du liquide céphalo-rachidien est constitué avant tout par des leucocytes. Les variations du chiffre de la leucocytose locale portent presque uniquement sur les polynucléaires neutrophiles. Au contraire, la quantité des grandes cellules uninucléées et des lymphocytes ne subit jamais de semblables oscillations. Si nous avons trouvé dans le liquide céphalo-rachidien de notre malade, comme variations extrêmes du chiffre des polynucléaires, 7.508 le neuvième jour et 1.163 le septième jour, par contre le chiffre des grandes cellules uninucléées et des lymphocytes reste toujours au-dessous de 1.000,et généralement au-dessous de 500 par millimètre cube. Il s'agit là d'ailleurs d'un fait général en ce qui concerne les lymphocytoses du liquide céphalo-rachidien.

Dans les processus les plus divers : tabes, paralysie générale, méningite tuberculeuse, méningite ourlienne, zona, etc., nous n'avons jamais vu le nombre des lymphocytes par millimètre cube, dépasser le chiffre 1.000 ; et il reste généralement au-dessous de 500 par millimètre cube de liquide céphalo-rachidien.

A la suite de cette réaction leucocytaire, il s'est produit le vingt-sixième jour de la maladie, une réaction séro-fibrineuse considérable, qu'il est exceptionnel de rencontrer à ce degré dans le liquide céphalo-rachidien. Pendant les premiers jours, il y avait bien dans le liquide céphalo-rachidien une réaction fibrineuse légère, mais le liquide ne présentait pas de teinte jaune. Cette coloration est apparue avec l'augmentation si considérable de la fibrine, pendant que la leucocytose tombait au contraire au chiffre presque le plus bas, constaté après sept examens : 1.480 leucocytes par millimètre cube. Avec cette quantité si importante de fibrine, le liquide contenait beaucoup d'albumine, une proportion notable de lipase, des globules rouges, des polynucléaires neutrophiles, de grands éléments uninucléés et des lymphocytes.

Dans ces conditions, on injecte sous l'arachnoïde, 5 centimètres cubes de collargol à 1 p. 100. Cette substance, au lieu de se résorber rapidement, demeure presque tout entière dans le sac arachnoïdo-pie-mérien, si bien qu'au bout de vingt heures on retire un liquide ayant à peu près l'apparence de la solution de collargol injectée, non fibrineux, et présentant par millimètre cube 494.000 leucocytes très altérés, véritables globules de pus. Trois jours après l'injection le liquide de la cavité sous-arachnoïdienne est encore noirâtre, contient une grande quantité de collargol, ainsi que 226.000 leucocytes par millimètre cube de liquide céphalo-rachidien.

L'observation précédente montre trois sortes de réactions prédominantes dans le liquide céphalo-rachidien. Quand l'une s'exagère les autres diminuent ou disparaissent. Dans le sang, le malade présente une hyperleucocytose persistante avec hyperfibrinose.

Le liquide céphalo-rachidien montre successivement :

1° Une réaction leucocytaire non purulente : les polynucléaires ne sont pas très altérés. Il est facile de constater que la mononucléose et la lymphocytose sont concomitantes de la polynucléose, fait que nous avons également observé dans le liquide céphalo-rachidien hémorragique ;

2° Une réaction séro-fibrineuse prédominante. Nous savons que cette réaction due aux toxines proprement dites succède à la bactériolyse complète qui résulte de l'action des auto-ferments, et des hétéro-ferments produits par les polynucléaires neutrophiles et les lymphocytes. Elle s'accompagne d'hypoleucocytose.

3° Une réaction purulente consécutive à une injection de collargol, a été provoquée par l'action vaso-dilatatrice considérable et persistante due à l'absence de résorption de cette substance et à sa stagnation dans la cavité arachnoïdienne.

L'attraction des polynucléaires neutrophiles est due à la protéase de ces éléments, libérée par la leucocytolyse.

3° **Diapédèse des éosinophiles.** — La diapédèse des éosinophiles se produit dans des condititions très particulières.

D'une façon générale, l'éosinophile remplace le polynucléaire neutrophile dans les hématomes où la destruction est lente. Le polynucléaire neutrophile se rencontre surtout dans les milieux à toxicité forte tels que le sang circulant, et dans les hématomes où se produit une hématolyse rapide. L'éosinophile vient le suppléer dès que la toxicité décroît, comme dans l'hémothorax.

Il semble que l'éosinophile soit d'une sensibilité plus exquise que le polynucléaire neutrophile. Tandis que ce dernier n'est influencé que par une destruction importante, l'éosinophile semble réagir aux irritations légères.

Aussi,sa diapédèse ne s'accompagne pas aussi fréquemment d'hyperleucocytose sanguine, ni de vaso-dilatation active. Jamais il ne va dans des milieux où une toxicité élevée le tuerait en masse et en ferait un globule de pus. Il ne se rencontre que dans des foyers où la protéolyse, et par suite la mise en liberté des substances spécifiques, est très lente.

Sa diapédèse se produit dans des milieux à dissociation cellulaire ralentie : hématomes, muqueuses, plèvres chroniquement enflammées, kystes hydatiques, etc...

Pour s'accumuler dans ces productions pathologiques ou à leur pourtour, il n'a pas besoin, comme le polynucléaire neutrophile, d'être accompagné d'une forte excitation des organes hémopoiétiques, d'une éosinophilie sanguine. L'éosinophilie locale n'est pas toujours le résultat du débordement d'une éosinophilie sanguine. C'est parfois l'inverse, puisque Dominici, Widal et Faure-Beaulieu, Griffon et Abrami, Mosny et Harvier, Chauffard et Boidin, ont montré la genèse locale des éosinophiles, et même Widal et Faure-Beaulieu ont vu une éosinophilie primitivement pleurale envahir secondairement le sang.

L'éosinophile est, relativement au polynucléaire neutrophile, comme le macrophage au lymphocyte. Tandis que le lymphocyte ne s'accumule en grande quantité que dans des foyers où la cytolyse est très forte et rapide, le macrophage réagit à des excitations minimes, englobe tout ce qu'il rencontre et ce qui n'est pas très toxique, enfin ce qui est organisé, bien que peu ou pas irritant.

Il y a donc comme une sorte de gradation dans la sensibilité réactionnelle de chaque variété de leucocytes.

Le polynucléaire neutrophile est adapté aux fortes destructions et aux hyperleucocytoses très élevées. Dès qu'une toxine très cellulicide se solubilise dans le sang, elle détruit surtout des polynucléaires neutrophiles. Leur destruction entraîne une réaction proliférative concomitante et ils prédominent nettement dans les fortes hyperleucocytoses. Le polynucléaire neutrophile est, en outre, le leucocyte le plus mobile, le plus diapédétique. Mais arrivé en dehors des vaisseaux, sa fragilité l'expose à la destruction rapide et à la mort. Si une toxine, comme celle des microbes pyogènes, entretient la vaso-dilatation et aide à la mortification des leucocytes, celle-ci est singulièrement facilitée par la mise en liberté de la protéase leucocytaire.

L'éosinophile est un leucocyte qui, à l'inverse du polynucléaire neutrophile, tend à envahir les milieux peu toxiques. Il s'accumule volontiers dans les humeurs moins toxiques que le sang, son habitat normal. Comme il est détruit lentement, sa prolifération est peu marquée et on ne voit jamais de pus à éosinophiles.

Le lymphocyte est solidaire de la lipase. On le trouve dans les humeurs en nombre proportionnel à la quantité de cette substance. Si les parois de la cavité où s'extravase la lipase sont vasodilatées, comme dans la pleurésie tuberculeuse, on peut voir le chiffre de ces leucocytes monter jusqu'à 4.000 à 5.000 par millimètre cube.

Le macrophage est l'élément qui, en toute circonstance, n'atteint jamais, dans les humeurs, les chiffres que nous avons constatés pour les polynucléaires neutrophiles, et même pour les éosinophiles et les lymphocytes. Il ne peut vivre longtemps, en effet, dans les liquides contenant des ferments protéolytiques ou lipasiques très actifs, tels que ceux des pleurésies purulentes ou séro-fibrineuses. Son altération et sa destruction y sont très rapides. Il s'accommode bien par contre de la vie en milieu éosinophilique, lentement cytolytique et peu toxique.

La phagocytose n'implique pas toujours une digestion, comme but final. La fonction fermentative n'est pas uniquement la raison dernière de l'inclusion cellulaire, puisque le phagocyte englobe les poussières, les spores du tétanos, etc., qu'il laisse intactes. Il ne digère que les cellules possédant la vie, c'est-à-dire la sensibilisation et l'intoxication qu'engendre la vie.

CHAPITRE VI

MODIFICATIONS DE L'ÉQUILIBRE DES ÉLÉMENTS FIGURÉS DU SANG

§ 1. — Hyperleucocytose intra-vasculaire.

Il existe un mécanisme univoque de la destruction et surtout de la genèse leucocytaires dans tous les processus pathologiques.

Normalement, la cellule dont la dissociation intravasculaire est prédominante et actionne les autres, est certainement celle du globule rouge. On peut dire que la totalité des réactions leucocytaires (neutrophile, éosinophile et lymphocyte) lui est solidaire. L'ensemble et la succession de ces réactions dans le sang circulant doivent être influencés surtout par l'hématolyse normale. Dans ces conditions, un processus pathologique peut engendrer l'hypergenèse des leucocytes, non seulement par l'exagération de leur destruction directe, mais encore par une destruction hématique accrue. Cela résulte de la fixation très facile des poisons sur les hématies sensibilisées et de la destruction engendrée par cette intoxication hématique.

Rien de plus facile à mettre en évidence que la pénétration des substances toxiques à l'intérieur des globules rouges. Il suffit de mélanger une toxine d'origine cellulaire (microbienne par exemple) peu diluée, avec des hématies, et de placer ce mélange à la température de 37°. Au bout d'une demi-heure à deux heures, les hématies deviennent noirâtres et leur résistance est diminuée à l'action des solutions hypotoniques et des sérums. Il est certain que les hématies sont altérées et pénétrées par la toxine, car si le mélange est placé dans la glace à 0°, les hématies ne deviennent pas noires et fragiles. Par conséquent, les toxines en général se comportent comme la toxine hématique. Elles sont sensibles, comme elle, à l'influence de la température.

Une exception très remarquable doit être faite pour des substances qui pénètrent les globules rouges à toute température, telles que l'urée, certaines substances minérales, etc. Cette dérogation à la règle est extrêmement importante à retenir pour comprendre certaines expériences.

Quand une toxine diffuse dans le système vasculaire, elle se trouve rapidement diluée dans les 5 litres de sang qu'il contient. Or, de tous les éléments cellulaires que cette toxine peut pénétrer, existe-t-il un élément plus adapté à son absorption que le globule rouge circulant ? Vingt-cinq mille milliards d'hématies mobiles, libres, plus ou moins sensibilisées, offrent une surface de 3.200 mètres carrés (Welcker), à l'imprégnation toxique. Cette surface est directement imbibée par le liquide chargé de la substance nocive.

Aucun autre organe ne présente un contact cellulaire si intime, si étendu et si prolongé avec le poison charrié par l'humeur.

Les cellules des organes hémopoiétiques sont bien imprégnées immédiatement par la toxine, puisque le sang qui la dilue vient les baigner, mais elles forment des assises cellulaires, des amas parfois serrés, logés dans des diverticules allongés et sinueux où le brassage et le mélange intime qui s'effectuent dans le grand circulus vasculaire y deviennent lents, faibles et imparfaits. Il en résulte que si la substance toxique est absorbée par les cellules hémopoiétiques, elle l'est en quantité infiniment moindre que par les hématies et les leucocytes circulants.

Ces derniers surtout sont des éléments très délicats qui ne semblent pas avoir besoin de sensibilisation préalable pour être pénétrés par les toxines. De là, leur destruction et leur régénération si abondantes dans les processus infectieux. Les hématies sont en réalité moins fragiles : seules, celles qui sont suffisamment sensibilisées, absorbent le poison. Il s'ensuit la prédominance habituelle de la leucocytolyse et de l'hyperleucocytose sur l'hématolyse et l'hématogenèse dans les processus infectieux.

Après les éléments sanguins, les cellules hépatiques subissent le contact le plus direct avec la substance toxique solubilisée dans le sang. De là, l'importance de la cellule hépatique, comme fixateur des poisons. Mais la petite étendue (surface canaliculaire des capillaires sanguins) exposée à l'imprégnation toxique, le territoire sanguin limité qu'il représente comparativement avec tout le système vasculaire et les 5 millions de globules qu'il contient par millimètre cube, laissent aux globules rouges et blancs la première place dans le pouvoir fixateur des poisons.

La seule conclusion imposée par ces faits est que, si des cellules sont intoxiquées et souffrantes au cours des toxémies, ce sont bien les globules blancs et rouges. Par conséquent, cette intoxication sanguine devra engendrer une hémolyse (hématolyse et leucocytolyse) à degré variable. Cette hémolyse marchera de pair avec la bactériolyse, et dirigera l'équilibre pathologique des éléments figurés : globules blancs et globules rouges.

Les hyperleucocytoses causées par l'intermédiaire d'une toxine, provenant d'un microbe qui peut subir la bactériolyse parallèlement avec l'hématolyse et la leucocytolyse, devront durer en moyenne, 6 à 8 jours, quelle que soit la nature de la toxine. Mais, avant d'insister sur la durée de l'hyperleucocytose, nous devons étudier le phénomène avec détail, et distinguer les différentes réactions leucocytaires. En effet, nous savons que deux réactions fondamentales accompagnent l'intoxication sanguine : la première, celle des polynucléaires neutrophiles, porteurs de ferment protéolytique ; la seconde, celle du tissu lymphoïde, facteur de macrophagie et de lipolyse. Dans quelques cas, il se produit une réaction de suppléance des éosinophiles, après celle des polynucléaires neutrophiles.

Nous avons vu que dans le liquide céphalo-rachidien hémorragique, une forte leucocytose (leucocytose relative) dure 6 à 7 jours en moyenne, et que le rapport des globules blancs aux globules rouges peut s'élever quelquefois jusqu'à 1/50, 1/25. Une telle destruction hématique et leucocytaire, attirant le polynucléaire neutrophile et le mononucléaire par chimiotaxie positive, sans hyperleucocytose sanguine, ni vaso-dilatation marquée, ne peut guère se voir en milieu aseptique, que dans le liquide céphalo-rachidien, dépourvu d'autitoxine hématique et de tout élément qui réfrène l'hématolyse et la leucocytolyse. Mais dans le sérum sanguin lui-même, devenu milieu septique ou plutôt toxique, la lésion hématique et leucocytaire engendrée par une substance toxique étrangère peut entraîner les mêmes hyperleucocytoses relatives. C'est l'hypergenèse de tous les éléments du sang qui permet d'obtenir dans le système circulatoire des rapports de globules blancs aux globules rouges atteignant 1/200, 1/100 et même, mais rarement, 1/50.

On sait de plus, que l'hématie injectée à un animal est complètement dissociée en 6 à 7 jours. C'est à partir de ce moment là qu'on commence à trouver dans le sérum les substances spécifiques : sensibilisatrice, toxine et antitoxine. Les actions protéolytique et lipolytique s'accomplissent en 7 jours. Il est donc important de savoir quelle est la durée d'action de chaque ferment sur le corps hématique : celle du ferment des polynucléaires neutrophiles, et celle du ferment des lymphocytes. Ont-ils une action successive ou simultanée ? Le renseignement est donné par la réaction de chaque sorte d'éléments figurés. Dans le liquide céphalo-rachidien, la polynucléose et la mononucléose locales sont contemporaines et durent de 6 à 7 jours, puis la lymphocytose persiste seule, mais inappréciable. Dans le sérum sanguin, si l'on exagère l'hématolyse par injection de sérum spécifique, l'hyperpolynucléose et l'hypermononucléose sont également simultanées et persistent à un taux élevé, pendant 6 à 7 jours.

Enfin, si les toxines étrangères fixées sur les hématies et les leucocytes provoquent de l'hyperleucocytose, celle-ci dérive généralement d'une augmentation simultanée des polynucléaires et des mononucléaires. Si la polynucléose est au contraire très prédominante, on voit souvent vers le 7e jour, une poussée éphémère de mononucléaires. Le pneumocoque est un des microbes qui engendrent le plus souvent cette dissociation et créent véritablement deux phases : une phase de polynucléose et une phase de mononucléose.

Nous voyons que, soit dans les milieux aseptiques, soit dans les milieux septiques, la durée des hyperleucocytoses est toujours identique. Cela prouve encore que la cytolyse en général (hématies, leucocytes, microbes) s'effectue dans le même temps. L'étude des hyperleucocytoses au cours d'un grand nombre de maladies infectieuses décèle l'évolution en 7 à 8 jours.

Lorsque le pneumocoque, le streptocoque, le bacille de Koch, etc. provoquent des réactions séro-fibrineuses, cela indique que le microbe se détruit et est capable d'être bactériolysé, soit dans le sang, soit dans les foyers où il s'extravase. La petite quantité des microbes n'explique point ces leucocytoses montant jusqu'à 4, 5, 6 fois le chiffre normal, mais correspond bien au degré de l'intoxication et de la destruction hématique et leucocytaire intra et extra-vasculaires. Les milliards d'hématies et de leucocytes intoxiqués et détruits peuvent seuls engendrer cette hypertrophie colossale du tissu leucocytaire, qui vient avant tout protéolyser et lipaser les hématies et leucocytes mourants. Mais en même temps, les bactéries dont la toxine a provoqué toute la série des réactions, se trouvent en contact avec les ferments leucocytaires et sont également protéolysées et lipasées.

Dès lors, hématolyse, leucocytolyse et bactériolyse seront complètes vers le 7e ou 8e jour. Parmi les substances libérées, nous savons qu'il existe une antitoxine qui pourra supprimer presque d'un seul coup toute toxicité et entraîner des phénomènes de crise.

En général, surtout dans le système circulatoire, la polynucléose est toujours plus considérable que la mononucléose. Cela se comprend, si l'on se rappelle que le plasma sanguin charrie surtout des polynucléaires neutrophiles et que ces éléments sont les plus fragiles. L'hyperpolynucléose peut être presque pure, si la lipase du plasma sanguin est suffisante pour assurer la lipolyse et la solubilisation de l'antitoxine, au fur et à mesure que le polynucléaire neutrophile accomplit la protéolyse. La lipase empêche ainsi l'action de la toxine sur les mononucléaires et lymphocytes plus résistants. Grâce à cette abondante réserve de lipase, la réaction à polynucléaires peut se faire d'une façon très prédominante, sans être accompagnée d'une réaction aussi prononcée des mononucléaires. De cette façon, l'élément lipoïdique libéré par la protéolyse, trouve le ferment qui doit le dissocier, à l'état de solution, c'est-à-dire dans les conditions les plus favorables à son action rapide.

Cette accumulation de lipase dans le plasma sanguin n'offre aucun danger pour la vie hématique et leucocytaire. La membrane protéique intacte des hématies et leucocytes n'étant pas attaquée par ce ferment, et les seuls éléments lipoïdiques libérés par la protéolyse étant dissociés par lui, le ferment se dissout dans le sang sans apporter de trouble dans la vie des cellules. Il n'en serait pas de même, si la protéase était accumulée à l'état de solution dans le plasma et si elle n'était pas neutralisée par une antiprotéase. Elle pourrait digérer les leucocytes et les hématies encore peu sensibilisées et intoxiquées, et entraînerait une hématolyse considérable. Ceci montre également pourquoi, dans le système vasculaire, la protéase circule d'une façon prédominante à l'état insoluble et sous la figure du polynucléaire neutrophile,tandis que la lipase circule surtout à l'état soluble et très actif.

Les hyperleucocytoses sanguines que nous avons énumérées, cessent immédiatement, lorsque, vers le 7e jour, la bactériolyse étant complète, l'antitoxine libérée neutralise la toxine et arrête aussitôt la destruction leucocytaire et hématique qui entretient l'hyperleucocytose. Mais si la substance toxique ne disparaît pas, et si elle n'est pas neutralisée, l'hyperleucocytose sanguine devra durer tant que cette substance circulera au contact des hématies et des leucocytes.

Une des substances les plus remarquables, à ce point de vue, est l'urée. Quand les néphritiques deviennent des azotémiques et retiennent 2, 3, 4, 6 grammes d'urée par litre de sang, on voit toujours apparaître de l'hyperleucocytose sanguine (15.000, 20.000, 30.000 leucocytes par millimètre cube). Or, Gryns a montré que l'urée est une substance extrêmement diffusible, qui pénètre instantanément les leucocytes et les hématies. Il est probable qu'elle fragilise les globules blancs et les globules rouges, dont la mortification s'accroît dans le système circulatoire. De là, l'hyperleucocytose. Mais l'urée, substance non spécifique, n'est pas accompagnée d'une antitoxine. Cette substance n'étant jamais neutralisée, l'hyperleucocytose est indéfinie.

En général, il en est de même pour l'hyperleucocytose sanguine déterminée par le cancer. Les cellules cancéreuses, surtout lorsque le système lymphatique est envahi par la néoplasie, déversent continuellement dans le sang une grande quantité de leur toxine, non neutralisée par l'antitoxine correspondante. Cette toxine des cellules cancéreuses se fixe sur les leucocytes et les hématies, et provoque une anémie avec hyperleucocytose sanguine, souvent continue et élevée (20.000, 30.000, etc...).

Nous n'insisterons pas sur l'éosinophilie, survenant au cours de ces hyperleucocytoses sanguines. Il est certain qu'elle se rattache à la destruction leucocytaire et hématique et n'a rien à voir avec la destruction microbienne proprement dite.

§ 2. — Hypoleucocytose intra-vasculaire.

Dans les foyers locaux aseptiques ou septiques, la réaction leucocytaire diminue lorsque le milieu devient très toxique. Les toxines sont, en effet, essentiellement cytolysantes. Cette forte toxicité devra se traduire de même, dans le sang circulant, par de l'hypoleucocytose, et par des symptômes d'intoxication plus ou moins graves.

L'hypoleucocytose se rencontre dans deux conditions différentes : 1° elle est transitoire et succède aux accès d'hématolyse et de bactériolyse massives, mais rapides ; 2° elle est prolongée, lorsque la bactériolyse lente et durable, s'accompagne néanmoins d'une forte intoxication.

1° **Hypoleucocytoses sanguines paroxystiques.** — Nous n'insisterons pas sur les hypoleucocytoses sanguines éphémères que nous avons signalées dans l'accès d'hémoglobinurie paroxystique, et après injection de sérums hématolytiques.

Etudions surtout celles qui sont consécutives aux intoxications microbiennes.

L'hypoleucocytose sanguine fait partie d'un véritable syndrome toxique à invasion très brutale, qui traduit une bactériolyse plus ou moins considérable et rapide. Ce syndrome, que nous avons signalé dans l'hémoglobinurie paroxystique, est très prononcé au début de la pneumonie, de l'accès paludéen, de l'accès urino-infectieux, etc. Cliniquement, il comporte avec l'hypoleucocytose, comme autres éléments d'intoxication générale : le frisson, un grand malaise avec agitation, l'insomnie, l'anorexie, etc.

La bactériolyse se faisant dans le sang, où se trouve une grande quantité de lipase, est totale. Nous savons que toute bactériolyse complète aboutit à la mise en liberté d'antitoxine qui vient annihiler les effets de la toxine. On assiste alors à deux évolutions dissemblables.

a) Le syndrome de la bactériolyse massive constitue toute la maladie, et n'est pas suivi d'un état toxi-infectieux continu. C'est ce que l'on constate dans l'accès paludéen, l'accès d'infection urinaire. Dans ces infections, aucun germe n'échappe à la bactériolyse, et en quelques heures, ils sont tous détruits. Il se fait une réaction rapide, et la maladie se borne à un grand accès toxique. Il est probable que la toxine des premiers microbes bactériolysés ne détruit pas seulement les leucocytes du sang circulant, mais contribue puissamment à tuer les germes encore insuffisamment préparés à la bactériolyse.

b) *Le syndrome de la bactériolyse massive est suivi d'un état toxi-infectieux continu*, indiquant une reprise de la poussée germinatrice microbienne. C'est l'allure habituelle de la pneumococcie. Dans ces cas, au moment de l'accès de bactériolyse massive, certains germes échappent à la sensibilisation et surtout à l'intoxication fortes, résistent et reprennent une vie nouvelle. Tout est facilité pour cette reprise germinatrice, s'ils sont extravasés, car ils échappent à leur sensibilisatrice et à leur toxine spécifiques solubilisées dans le plasma sanguin. Dès que la bactériolyse se ralentit, et que la toxine a détruit un certain nombre de leucocytes, l'hypoleucocytose disparaît pour faire place à de l'hyperleucocytose.

2° **Hypoleucocytoses sanguines prolongées.** — Les hypoleucocytoses sanguines durables réalisées par un état toxi-infectieux continu, sont rares en clinique humaine.

Elles supposent en effet une intoxication prolongée et forte, compatible néanmoins avec la vie. Peu de microbes se prêtent à cette évolution.

Un des exemples les plus remarquables concerne le bacille de la fièvre typhoïde : à la période d'état de la maladie, pendant le 2e et le 3e septenaires, périodes d'intoxication maxima de l'infection typhique, on constate habituellement de l'hypoleucocytose sanguine. Si cette intoxication relève de la bactériolyse, nous devons retrouver dans le système vasculaire, le bacille typhique et les produits de la bactériolyse.

a) *Le bacille typhique.* — L'ensemencement du sang des typhoïdiques, pratiqué couramment depuis Schottmüller (1900), a permis d'établir la présence du bacille d'Eberth dans le sang, à la période de début et à la période d'état de la maladie. Il existe pendant toute la période fébrile, et commence à disparaître quand la température tend à fléchir.

Il est important de savoir que Conradi, Drigalski, Mayer, etc., ont trouvé le bacille typhique dans le sang, dans les matières fécales et les urines des sujets en incubation de fièvre typhoïde ; et cela huit, onze et même vingt-cinq jours avant le début clinique de la maladie qui va se déclarer.

Ceci vient confirmer encore ce que démontre notre théorie, à savoir que le microbe intact ne crée pas la période toxique vraie de la maladie. Celle-ci n'existe que si le microbe se détruit et met en liberté sa toxine. Aussi, pendant l'intoxication typhoïdique nous allons retrouver dans le sang, les substances spécifiques libérées par la cellule bactérienne. Il faut s'attendre de plus à les trouver en abondance, lorsque le nombre des microbes diminue dans le sang circulant. Trop nombreux,ceux-ci fixent toutes ces substances spécifiques et il est impossible de les mettre alors en évidence, *in vitro*.

Pour me conformer au plan de cet ouvrage, je n'insisterai pas sur la mémorable découverte de l'agglutinine spécifique, faite en 1896, par Widal, au cours de l'infection typhique, découverte qui lui a permis de créér le séro-diagnostic de la fièvre typhoïde et des infections en général.

b) *La sensibilisatrice typhique.* — Widal et Le Sourd en ont démontré l'existence par la méthode de Bordet et Gengou, au cours même et dès le début de la maladie proprement dite : sur 61 cas, elle ne fit défaut que deux fois.

c) *La toxine typhique.* — Son existence est démontrée par les signes de l'intoxication typhique, et cet autre symptôme anatomique, conforme à l'action des toxines en général : l'hypoleucocytose.

S'il n'existe pas d'hypoleucocytose, le nombre des leucocytes n'est pas augmenté, comme dans la plupart des autres infections.

Chantemesse et Millet ont signalé trois périodes : pendant

les premiers jours, il y a hypoleucocytose avec diminution des lymphocytes, disparition des éosinophiles, avec augmentation en chiffre absolu des polynucléaires. Pendant le reste de la maladie il y a diminution de tous les leucocytes, sauf des grands mononucléaires qui augmentent ; enfin, à la convalescence, le retour à la normale est très lent pour le sang, alors que les autres phénomènes morbides ont tous disparu : on constate au début de la convalescence la persistance de la diminution des polynucléaires ; un peu plus tard les polynucléaires réapparaissent.

Cette diminution persistante des polynucléaires, au cours de l'intoxication typhique, est particulièrement intéressante. Nous avons dit, en effet, que les toxines microbiennes se fixent sur les leucocytes et les hématies, les lèsent et engendrent une réaction à polynucléaires neutrophiles. Or, voici une constatation opposée : au cours de la période d'état et de déclin de l'intoxication typhique, les polynucléaires neutrophiles diminuent. Quelle est donc la raison de cette exception ?

Il faut se rappeler tout d'abord que les hématies fortement sensibilisées seules peuvent être pénétrées par les toxines très diluées. De plus, nous savons que la sensibilisatrice résulte, comme les autres substances spécifiques, d'une hématolyse complète, qui comporte un processus fermentatif initial, la protéolyse, à laquelle contribue le polynucléaire neutrophile. Si, au cours d'une intoxication sanguine forte et prolongée, le polynucléaire neutrophile diminue ou devient insuffisant, l'hématolyse et la leucolyse doivent se ralentir, et les substances spécifiques solubilisées dans le sang, telles que la toxine hématique, doivent baisser de quantité. Deux phénomènes caractérisent le ralentissement de l'hématolyse intra-vasculaire : la diminution de la bilirubigénie, décelable par la pâleur du sérum, et l'augmentation de la résistance globulaire.

Dans cinq cas de fièvre typhoïde, l'examen en série de la coloration du sérum sanguin, nous a montré la pâleur du sérum à la période d'état de la maladie, c'est-à-dire l'hypobilirubigénie.

G. Pignatti Morano a démontré, à la période d'état, l'augmentation de la résistance moyenne des hématies, puis le retour plus ou moins brusque à la normale, et parfois la diminution de la résistance au moment de la convalescence. Cette augmentation de la résistance globulaire nous trahit une insuffisance de la sensibilisation hématique et de la pénétration des hématies par les ferments contenus dans le sang. Par contre, les leucocytes constamment imprégnés de toxine typhique ne peuvent augmenter de nombre.

Il y a lieu également de tenir compte de la puissance de pénétration endo-hématique propre à chaque toxine microbienne. Des hématies également sensibilisées sont plus aptes à être imprégnées par une toxine microbienne que par une autre. Dans des expériences inédites, nous avons constaté que les toxines pneumococcique, staphylococcique, diphtérique pénétraient beaucoup plus rapidement les hématies que les toxines typhique, tétanique et tuberculeuse.

d) *L'antitoxine typhique.* — Nous ne connaissons pas de fait expérimental démontrant sa présence dans le sang circulant. Cependant, l'amélioration souvent rapide des phénomènes les plus graves, à la fin de la période d'état, de véritables « retours à la vie » se produisant en quelques heures dans certains cas, concordent avec ce que nous savons de la neutralisation des toxines par les antitoxines spécifiques préformées et rapidement solubilisées grâce à lipolyse.

e) *Action bactério-génétique.* — Il est également impossible d'en donner une démonstration directe, mais la persistance du microbe malgré la bactériolyse totale et rapide, nous trahit son existence au cours de la fièvre typhoïde.

Parenté étroite entre les phénomènes toxiques proprement dits et les phénomènes décrits sous le nom d'anaphylaxie. — Richet a décrit sous le nom d'anaphylaxie, des phénomènes qui sont, selon notre théorie, des symptômes d'intoxication résultant de la cytolyse en général. Voici l'expérience fondamentale sur laquelle repose l'interprétation de l'anaphylaxie.

Richet injecte à un chien une certaine dose d'une substance, l'actino-congestine, obtenue en broyant des tentacules d'orties de mer ou anémones. Après douze ou quinze jours, il existe un tel état de sensibilité de ce chien à l'influence d'une nouvelle dose de cette substance, qu'il suffit d'en injecter une quantité minime, cent fois inférieure à celle qui avait été injectée la première fois pour tuer l'animal. On doit en conclure qu'il a été hypersensibilisé, mais Richet emploie, par opposition au mot de prophylaxie, le terme d'anaphylaxie, qui veut dire absence de protection.

Richet explique de la façon suivante cette anaphylaxie. La première injection, après une phase de toxicité passagère, provoque la formation, d'une substance particulière, la toxogénine, qui se combine lors de la seconde injection, avec l'actino-congestine pour donner naissance à un nouveau poison, l'apotoxine.

La maladie expérimentale comporte donc, que l'on emploie l'actino-congestine ou une autre substance, quatre stades bien tranchés :

1° Une période de début ou d'intoxication primitive, passagère et plus ou moins marquée selon la dose injectée.

2° Une période d'incubation ou plutôt d'élaboration de la toxogénine, qui ne s'accompagne pas de symptôme morbide. Lorsque la toxogénine apparaît, il n'y a plus d'actino-congestine, sinon de l'apotoxine prendrait naissance et l'animal présenterait des phénomènes d'intoxication. Il résulterait de cela que l'actino-congestine d'une même injection subirait une transformation globale et non fractionnée, pour donner la toxogénine.

3° Une période d'état ou d'anaphylaxie proprement dite : la toxogénine peut engendrer, si l'expérimentateur pratique une injection d'actino-congestine, une intoxication beaucoup plus grave que la première.

4° Si l'on ne tue pas l'animal par intoxication, alors, dans une quatrième période, la toxogénine disparaît ainsi que l'anaphylaxie, et l'on peut même aboutir à une période de prophylaxie ou d'immunité.

Telle est l'évolution des phénomènes et l'interprétation qu'en donne Richet.

On doit remarquer que cette évolution est absolument superposable à celle de la cytolyse en général et aux phénomènes toxiques qu'elle détermine.

Quand on broie des tentacules d'orties de mer, la toxine n'est pas mise en liberté. Elle est fixée dans les cellules productrices sur les particules lipoïdes. On peut donc considérer que les phénomènes se passent de la façon suivante, en raisonnant comme nous l'avons fait pour l'hématolyse et la bactériolyse.

1° La période de début ou d'intoxication primitive, passagère, résulte de la lipolyse immédiate, s'effectuant sur une quantité d'éléments normalement sensibilisés et intoxiqués qui sont dissociés d'une façon complète par la lipase du sérum sanguin.

2° La période latente consécutive correspond à la désorganisation lente et progressive des éléments d'abord intacts, mais qui s'auto-sensibilisent et s'intoxiquent d'une façon successive.

Les dernières particules dissociées, inutilisées dans le sérum, abandonnent de la sensibilisatrice, et une certaine quantité de toxine neutralisée par l'antitoxine spécifique.

3° La période d'état ou d'anaphylaxie proprement dite est caractérisée par la présence de ces substances solubilisées dans le sérum. Il suffit de réinjecter dans le sang de l'animal une quantité infime d'actino-congestine, pour que tous les éléments structurés qu'elle contient, immédiatement sensibilisés, absorbent la toxine hématique du sérum sanguin. Contre celle-ci, l'antitoxine spécifique est impuissante. Dès lors, la lipase du sérum sanguin engendre une lipolyse rapide et libère toute la toxine, d'où les symptômes les plus graves.

On sait aujourd'hui que les principaux de ces phénomènes sont : la diminution de la pression artérielle, l'hypoleucocytose, les phénomènes nerveux, etc., qui caractérisent également l'hématolyse et la bactériolyse complètes et rapides. La ressemblance va encore plus loin. De même qu'on peut effectuer l'hématolyse et la bactériolyse *in vitro*, de même Richet a réalisé *in vitro* la réaction qui crée l'état dit « anaphylactique ». Lorsqu'on aura obtenu avec les substances anaphylactisantes la réaction de fixation de Bordet et Gengou, le cycle des analogies sera complet, et la superposition des faits sera absolue. Cette réaction de fixation a d'ailleurs été obtenue au cours de la maladie hydatique qui présente, comme on le sait, des crises toxiques, comparables à l'anaphylaxie de Richet, ainsi que l'ont admis Chauffard et Boidin.

4° Enfin, dans une quatrième période, on peut aboutir à la prophylaxie ou l'immunité.

Cela est conforme aux lois de la cytolyse en général qui montre que la sensibilisatrice disparaît du sang avant l'antitoxine. A ce moment-là, le sang de l'animal ne contient plus qu'une substance dérivée de l'actino-congestine : l'antitoxine spécifique. De là, la puissance antitoxique du sérum.

CHAPITRE VII

ALTÉRATIONS DU MÉCANISME RÉGULATEUR DE L'ÉQUILIBRE DES ÉLÉMENTS FIGURÉS DU SANG. ANÉMIES GRAVES. MYÉLÉMIES. LYMPHÉMIES. HÉMATOCYTÉMIES. HYPER OU POLYGLOBULIES. MYÉLOCYTOME ET LYMPHOCYTOME

Le globule rouge est destiné surtout à servir à la nutrition générale de l'organisme qui l'utilise comme vecteur de l'oxygène, gaz nécessaire à tous les tissus. Telle est sa raison d'être physiologique : charrier l'oxygène. Pour que l'appareil sanguin fut adapté de la façon la plus parfaite à la fonction, il fallait que les organites qui le constituent, fussent très petits, très mobiles dans une humeur liquide, et très facilement perméables.

Mais cette multiplicité colossale des organites élémentaires (25.000 milliards), leur contact intime avec les tissus les plus variés, leur circulation jusqu'à des surfaces dangereusement exposées à l'influence des agents extérieurs, et surtout leur suspension dans un liquide où peuvent se solubiliser les substances les plus nocives pour la vie cellulaire, nécessitent une organisation parfaite pour leur destruction et leur réparation.

Or, l'hématie règle par ses sustances spécifiques, libérées au cours de l'hématolyse, l'équilibre des éléments figurés du sang. Nous avons étudié dans le chapitre précédent, l'influence de substances toxiques qui augmentent ou diminuent l'hématolyse et la leucocytolyse.

Si elles exagèrent la destruction et sont peu nocives, elles engendrent de l'hyperleucocytose sanguine ; si leur toxicité fortement cellulicide persiste, elle aboutit à de l'hypoleucocytose sanguine.

La quantité des substances hématolytiques et leucocytolytiques se trouvant, par ce fait, augmentée ou diminuée, les réactions leucocytaires qu'elles provoquent, subissent une gradation parallèle, mais la qualité et la proportion relative de ces substances ne se modifiant pas, la qualité des réactions leucocytaires ne change pas.

Nous savons, en outre, que les substances hématiques et leucocytaires retenues dans une cavité isolée du sang, attirent les hématies et leucocytes circulants qui traversent les parois vasculaires grâce à une propriété vitale qui leur est propre : la diapédèse. Mais ces substances elles-mêmes présentes dans les vaisseaux, sont drainées jusque dans l'intimité des organes hémopoiétiques ; elles vont impressionner, par contact direct, les cellules génératrices et les cellules destructrices. La substance agissant sur l'élément adulte, actionne également celui qui est en voie de formation et de développement. Dans ces conditions, nous admettrons que la protéase des polynucléaires neutrophiles et éosinophiles,excite les myélocytes neutrophiles et éosinophiles, et règle leur évolution vers le stade de polynucléaire.

La lipase excite les germes lymphocytaires et règle leur évolution vers le stade de lymphocyte, mobilisé dans le sang circulant.

L'hématotoxine excite les hématies nucléées ou hématocytes, et dirige leur évolution vers le stade de globule rouge adulte sans noyau ou hématie.

Il est facile de voir, avec cette théorie, que toute substance qui excite la prolifération des organes hémopoiétiques, est une substance d'origine hématique ou leucocytaire. Les substances solubles du globule rouge et du globule blanc régularisent l'équilibre des éléments figurés du sang dont elles dirigent l'évolution et refrènent en même temps la prolifération.

Dans leur ensemble, ces éléments figurés peuvent être envisagés comme constitutifs d'un appareil anatomo-biologique autonome du système circulatoire.

Aubertin a résumé dans le tableau suivant le parallélisme évolutif des globules rouges et des globules blancs, nés d'une cellule fondamentale germinatrice, le lymphocyte médullaire (1).

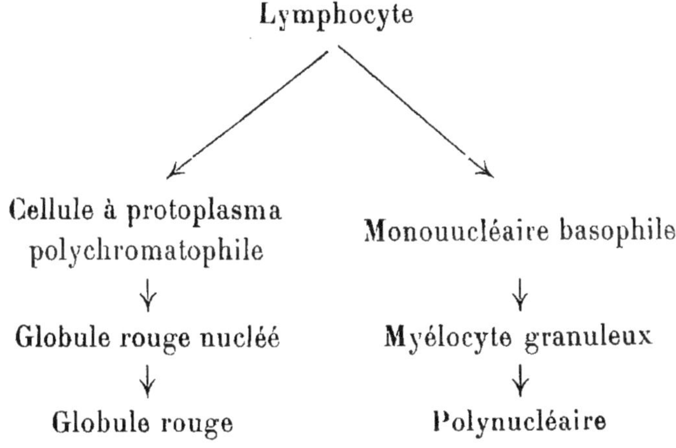

Tant que la force germinatrice du lymphocyte initial est conservée, la prolifération des élément figurés du sang se fait sans arrêt, pendant tout le cours de la vie de l'être. S il est difficile de pénétrer la raison première de cette multiplication indéfinie, on peut imaginer à quelle influence se trouve soumis le lymphocyte basal pour se muer soit en élément de la série hémoglobinique, soit en élément de la série leucocytaire. Nous avons vu que les substances hématiques et leucocytaires solubilisées, viennent au contact des cellules de l'hémopoièse,

(1) AUBERTIN, *Les réactions sanguines dans les anémies graves*. Th. de Paris, 1905.

sollicitant l'évolution des hématies nucléées en hématies sans noyau et la mutation des myélocytes en polynucléaires. Il est assez plausible de penser que l'excitation portée sur l'un ou l'autre élément, se fait sentir de proche en proche jusqu'au lymphocyte basal, qui se met à proliférer soit dans un sens, soit dans l'autre, pour rétablir l'équilibre normal des éléments figurés On peut ainsi entrevoir que la fameuse épine métaphysique de van Helmont devra passer du domaine de la philosophie dans celui de la chimie.

Les hématies et leucocytes extravasés provoquant de la diapédèse, il est logique de rattacher au processus général de l'irritation, l'influence des substances hématiques et leucocytaires agissant dans le système vasculaire sur les cellules des organes hémopoiétiques. Mais est-ce une irritation banale? Une cause irritative quelconque peut-elle influencer ces éléments si hautement différenciés? Il ne le semble pas. Nous voyons déjà, parmi les substances normalement excitatrices, une spécificité très grande. L'hématie nucléée n'est excitée que par l'hématotoxine, le myélocyte par la protéase correspondante, le lymphocyte par la lipase. Un corps étranger peut-il réaliser ce que font ces produits nés de la cellule elle-même?

Soutenir cette opinion serait contraire à l'enseignement de tous les faits énumérés dans cet ouvrage.

Que nous montrent en effet des appareils physiologiques, moins hautement différenciés que des appareils anatomo-biologiques? Que nous enseigne, par exemple, l'appareil physiologique neuro-moteur, facteur de mouvement actif? Le mouvement ne peut être créé par une cause étrangère, que si elle est capable d'exciter le nerf, partie noble de l'appareil. Lorsque le nerf est ébranlé, alors la force nerveuse normale actionne l'ensemble du système moteur, dont chaque partie fonctionne selon son mode particulier. Mais la cause elle-même ne peut être transmise ; il suffit qu'elle soit excitatrice de la puissance motrice normale du nerf. Si elle est destructrice, et ne respecte pas l'intégrité nerveuse, elle entraîne l'altération du nerf et la paralysie ; de plus, la simple lésion nerveuse provoque des troubles trophiques musculaires, articulaires, osseux, etc. Ce sont des troubles trophiques autogènes, dus à l'altération anatomique de l'appareil lui-même ou de l'une de ses parties.

Dans l'ordre chimique, par exemple, il existe un appareil de la coagulation du sang, dont les éléments fondamentaux sont le fibrin-ferment, le fibrinogène, les sels de chaux, etc. Pour qu'il y ait coagulation, il faut une action réciproque de ces éléments les uns sur les autres. Ils sont tous solidaires. Il suffit d'agir sur celui qui commande le phénomène pour provoquer la coagulation. Une cause étrangère en augmentant le fibrin-ferment pourra aboutir à de l'hyperfibrinose, sans influencer le fibrinogène ou les sels de chaux. Il y a excitation directe de l'élément initial par la cause, et non retentissement de celle-ci sur toute la série des substances.

De même, Pawlow a montré que le suc gastrique d'appétit est l'excitant normal des cellules des glandes gastriques. Bayliss et Starling ont fait voir que la sécrétine est l'excitant de la sécrétion pancréatique. L'aliment met en branle la sécrétion qui est régie par son mode physiologique habituel. Toute fonction est réglée par les produits de l'organisme lui-même, malgré l'intervention de causes étrangères et diverses.

Cette influence des produits cellulaires sur leurs éléments générateurs ou sur les cellules du même appareil anatomo-biologique, se retrouve dans toute son ampleur au niveau du sang. Là, l'élément capital, le globule rouge, en dehors de son rôle physiologique général pour l'oxygénation, joue un rôle biologique autonome, puisqu'il régularise la naissance et la mort de tous les élément figurés : hématies et leucocytes.

Dans chaque appareil anatomique, à fonction biologique générale et spéciale, il existe un élément noble, dont les autres sont tributaires, une partie qui gouverne et dirige la biologie de l'ensemble.

Dans le sang, l'hématie constitue l'élément fondamenta- chargé non seulement de transporter l'oxygène (fonction biologique générale), mais encore de veiller sur l'équilibre des éléments figurés (fonction biologique spéciale), de même que le nerf nécessaire à la tonicité de l'appareil moteur, en régit la trophicité, que le fibrin-ferment, agent de toute coagulation, trouble par son absence ou son insuffisance le mode normal du fluide sanguin. Il suffit qu'il soit malade pour rendre les autres substances, fibrinogène, sels de chaux, etc., impuissantes, et le sang se comporte comme si elles n'existaient pas.

Les appareils anatomo-biologiques portent donc en eux-mêmes les substances qui réalisent l'état vital normal, mais qui peuvent aussi, par leurs modifications et leurs altérations, entraîner les états pathologiques les plus graves. Il en résulte qu'un organe peut atteindre les déchéances les plus irrémédiables, sans souffrance très vive des tissus d'alentour.

Aussi, après l'agression d'une cause pathogène, on voit souvent, lorsqu'elle a définitivement disparu, le processus anatomique qui évolue pour son propre compte, et le désordre cellulaire qui se poursuit sans raison apparente.

C'est que l'appareil anatomique est lésé pour toujours dans ses œuvres vives, parfois dans une seule de ses parties constituantes. Son aspect extérieur, architectural, n'est pas toujours modifié, mais il est altéré dans son essence et ses produits spécifiques, incapables de régler l'ordre du développement de ses cellules.

Tout cela résulte de cette grande loi de la spécificité cellulaire, dont l'exemple le plus achevé est fourni, à notre avis, par le globule rouge et le globule blanc.

Il est donc impossible de comprendre l'action des corps étrangers sur cet appareil anatomique, si l'on n'en connaît pas le mécanisme vital physiologique.

Tant qu'une substance étrangère n'influence l'hémolyse que dans l'ensemble et n'en trouble point l'ordonnance physiologique générale, la migration des seuls éléments adultes est constante. Mais si la proportion des substances hématolytiques spécifiques ne se maintient pas dans les limites imposées par la biologie normale, ou si ces substances s'altèrent, on voit survenir alors l'anarchie la plus profonde dans la vie cellulaire de l'appareil anatomique qui constitue le sang.

Les corps d'origine hématique et leucocytaire, chargés de diriger la naissance et la mort des hématies et des leucocytes, sont les éléments qui influencent le plus profondément la perfection de la prolifération cellulaire continue, dont le siège se trouve dans les organes hémopoiétiques. On conçoit immédiatement que les lésions du sang qui entraîneront les modifications les plus grandes de l'équilibre des éléments figurés, les altérations les plus irrémédiables, seront celles qui ressortiront à une maladie de ces substances spécifiques, trahissant une détérioration intrinsèque du globule rouge, une incapacité vitale foncière, une élaboration imparfaite des éléments bio-chimiques qui lui assurent une vie normale, c'est-à-dire une naissance, une évolution et une fin, conformes à la physiologie générale de l'être vivant.

Nous avons vu que ces substances agissent sans doute sur les organes hémopoiétiques par une irritation continue, se faisant sentir de proche en proche sur les éléments cellulaires, à leurs différents stades évolutifs, jusqu'au lymphocyte basal.

Grâce à cette excitation conduisant à un état de maturité progressive, ce sont des éléments adultes seuls qui se mobilisent dans le système circulatoire. Dans ces conditions, le germe d'un élément figuré ou le représentant d'un de ses stades évolutifs, n'accompagne jamais les éléments adultes. Le terrain de chaque variété reste bien tranché ; les éléments jeunes restent cantonnés dans les organes hémopoiétiques et ne peuvent vivre dans le milieu sanguin approprié aux éléments adultes. Aussi, bien qu'ils communiquent largement, le champ de la naissance et celui de la mort des éléments figurés sont nettement séparés.

Quelquefois, cette délimitation si tranchée disparaît et les deux terrains se confondent : le sang est envahi par le tissu myéloïde ou le tissu lymphoïde. C'est la myélémie ou la lymphémie.

Puisque l'hématie, à l'état normal, guide par ses substances spécifiques dissoutes, le développement cellulaire des organes hémopoiétiques, on doit penser *à priori* que c'est un trouble portant sur le mécanisme d'action de ces substances elles-mêmes, qui engendrera les désordres les plus considérables, et aboutira à l'anarchie cellulaire définitive de l'appareil anatomique sanguin.

Pour le démontrer, il sera nécessaire aux observateurs, de scruter les modifications de ce mécanisme régulateur dans le sérum sanguin, où les substances hématiques se trouvent dissoutes et à l'état actif. En 1889, Hayem écrivait : « L'avenir appartient à l'hématologie. » Mais l'hématologie comporte deux orientations différentes : la cytologie et la sérologie. L'avenir appartient à la sérologie. Toutes les maladies et les syndromes que l'on a cherché à isoler et à identifier par de pures modifications cytologiques de l'appareil sanguin, sont destinés à un profond remaniement, basé sur une étiologie et une pathogénie, dont le secret nous sera livré par une étude plus approfondie des sérosités où se dissolvent les produits véritablement actifs, agents de création et de destruction des cellules.

Il est donc impossible, à l'heure actuelle, de dresser une classification complète, basée sur des faits, des maladies autogènes du sang. Cependant, grâce à notre connaissance de l'action normale de chaque substance, nous essaierons d'entrevoir les troubles qui peuvent résulter de l'excès ou d'une diminution de son rôle physiologique.

1° **Sensibilisatrice.** — Cette substance isolée n'a aucune action destructrice ou créatrice. Mais elle permet aux autres substances hématolytiques, d'agir à sa suite. Elles restent inactives, si elle est absente.

a) Hypersensibilisation. — Elle entraîne une hématolyse rapide et se trouve à la base des destructions globulaires par injection de sérums préparés ou sensibilisateurs. Peut-il exister une sensibilisatrice dont le pouvoir augmente ou la quantité s'accroît, par maladie autogène, sans modification des autres substances ?

Le syndrome qui se comprend le mieux, comme résultant d'une hypersensibilisation est celui que l'on désigne sous le nom d'anémie pernicieuse cryptogénétique à forme plastique. Dans ce syndrome, après une destruction globulaire considérable, les hématies restantes, insuffisamment sensibilisées, laissent en liberté dans le sérum, beaucoup de toxine libre. Celle-ci entretient l'hypoglobulie et l'hypoleucocytose. Elle trahit parfois sa présence par le pouvoir iso-globulicide du sérum. Dans d'autres cas on ne peut la décéler, car elle est neutralisée par l'antitoxine également solubilisée. En tous cas, elle excite la régénération hématique. La moelle est en reviviscence : moelle rouge ou fœtale (action excito-génétique sur les germes hématiques).

Lorsque les hématies tombent aux environs de un million par millimètre cube, le nombre des globules qui se détruit est tellement abaissé, que l'irritation médullaire s'atténue et l'action frénatrice des substances hématiques sur le tissu myéloïde, diminuant, on voit apparaître une légère myélémie.

Cet état anatomique se rapproche, ainsi que Chauffard l'a fait remarquer, des ictères hémolytiques. Dans ces derniers, la grande quantité de toxine libre entraîne non seulement une reviviscence médullaire, mais une destruction et une rénovation rapides des hématies de la circulation. Ce sont des états sanguins à destruction compensée par une hyperplasie presque parallèle, soit suffisante, soit insuffisante. Au contraire, lorsque la rénovation et la destruction sont insuffisantes, ce sont des anémies pernicieuses vraies ou hypoplastiques.

b) *Hyposensibilisation.* — Si l'action de la sensibilisatrice diminue, que sa quantité s'abaisse ou bien qu'elle subisse une atteinte dégénérative, la modification hématique qu'elle provoque est absente et ne permet pas aux substances globulicides proprement dites, en particulier à la toxine hématique, de pénétrer le globule rouge. Ce dernier, non intoxiqué et non détruit, tend à devenir dans le sang circulant un véritable corps inerte, perdant toute irritation spécifique sur les leucocytes et les organes hémopoiétiques. Ceux-ci doivent s'arrêter de fonctionner, ne plus produire d'hématies : c'est la dégénérescence totale et irrémédiable.

A ce mode de trouble biologique se rapporte sans doute le syndrome que Vaquez et Aubertin ont décrit sous le nom d'anémie pernicieuse aplastique, et qui, pour Lazarus, serait un état spécial des organes hémopoiétiques distinct de l'anémie pernicieuse vraie.

Pour prouver si cet état pathologique relève d'un défaut de la sensibilisatrice, il suffirait d'injecter à des animaux des globules rouges prélevés chez ces malades, et de voir si l'on obtient ou non, une sensibilisatrice active. On conçoit que s'il s'agit d'un défaut de sensibilisation, le traitement rationnel qui leur conviendrait consisterait en injection de sensibilisatrice normale, c'est-à-dire de sérum hématolytique humain.

2° **Toxine hématique.** — La toxine hématique, par son pouvoir destructeur général, entraîne par contre-coup, une prolifération de tous les éléments de l'hémopoièse (hématies et leucocytes), et assure leur mutation en éléments adultes, en même temps qu'elle les attire dans le sang circulant.

On peut imaginer, comme pour chaque substance hématique, l'augmentation ou la diminution de son action, c'est-à-dire l'hyper ou l'hypotoxicité.

a) *Hypertoxicité hématique.* — Dans ce cas, l'excitation génétique du lymphocyte initial est tellement grande qu'il ne peut subir dans la moelle osseuse son évolution complète, en passant par le stade myélocytaire.

Il se produit donc une myélémie, surtout à éléments jeunes et embryonnaires. Mais la leucocytose sanguine qu'elle détermine, doit rester dans les limites que nous avons constatées pour les hyperleucocytoses à éléments adultes, dues à une irritation exagérée. Elle ne doit pas dépasser 100.000 leucocytes par millimètre cube. L'image la plus adéquate à ce tableau morbide, est figurée par la leucémie aiguë qu'il vaudrait mieux dénommer myélémie par hyperexcitation médullaire autogène. Aubertin a montré, en effet, que cette maladie était surtout caractérisée par la prolifération et le passage dans le sang circulant du lymphocyte initial médullaire.

b) *Hypotoxicité hématique.* — A l'inverse du cas précédent, la diminution de l'irritation ne peut s'opposer à la force proliférative de la moelle osseuse. Il en résulte que le foyer de la naissance des éléments figurés déborde dans le foyer de leur mort. Mais l'émigration cellulaire est composée d'éléments non développés, puisque l'irritation de mutation est absente.

La myélémie est considérable, sans rapport avec les hyperleucocytoses par excès d'irritation : 200.000, 400.000, 600.000 globules blancs et plus, par millimètre cube de sang. Le tissu myéloïde comble pour ainsi dire le système circulatoire. Tous les éléments cellulaires passent successivement par leurs stades évolutifs, et les polynucléaires adultes sont augmentés. Néanmoins, l'hématolyse reste lente, le sérum sanguin est ordinairement pâle, les hématies adultes ont à peu près le chiffre normal. La toxicité hématique intravasculaire normale agissant sur tous les éléments cellulaires du sang circulant et étant la raison première de leur destruction, il en résulte une prolifération intensive de toutes les cellules des organes hémopoiétiques, insuffisamment excitées : myélocytes, hématocytes, etc. Il est facile de reconnaître ici le tableau hématologique de la leucémie myéloïde.

Ce qui montre bien qu'il y a insuffisance d'irritation de la toxine hématique et qu'il ne s'agit pas d'une insensibilité spéciale du tissu myéloïde à son action, c'est la suppléance qui peut résulter de l'action d'une toxine étrangère. Si une autre toxine, microbienne par exemple, vient altérer les éléments circulants et précipiter la destruction cellulaire, la myélémie baisse considérablement et disparaît. La leucocytose sanguine arrive à n'être plus représentée que par des éléments adultes. Les rayons de Röntgen agissent de même en détruisant les éléments cellulaires. Curschmann et Gaupp, Quadrone, ont constaté en effet que le sérum des malades traités par les rayons de Röntgen devient hématolytique et leucocytolytique.

3° **Antitoxine hématique.** — Nous allons rechercher les effets qui peuvent résulter de l'augmentation ou de la diminution de son pouvoir. Ils se traduisent, comme dans le chapitre précédent, par une augmentation ou une diminution de l'action toxique. Mais dans ces conditions, le trouble porte surtout sur l'élément figuré le plus sensible à l'hématotoxine spécifique : l'hématie. Il y aura donc un changement profond dans l'équilibre des éléments figurés de la variété correspondante à la nature de l'antitoxine, c'est-à-dire un trouble de l'équilibre des globules rouges.

a) Antitoxine diminuée. — Il doit y avoir exagération de la destruction hématique, mais en si petite proportion à cause de la sensibilisation non exagérée, que les effets sont plutôt génétiques qu'hématolytiques. Il y a exagération du nombre des hématies adultes et des leucocytes dans le sang circulant. C'est l'hyperglobulie ou polyglobulie vraie.

b) Antitoxine augmentée. — Son action neutralisante sur la toxine hématique ralentit la genèse hématique. Les hématies nucléées insuffisamment irritées passent dans le sang circulant. Les hématies adultes diminuent de nombre ; la quantité des substances hématiques dissoutes s'abaisse, et l'irritation amoindrie du tissu myéloïde engendre, outre l'hématocytémie, une légère myélémie.

C'est le tableau de l'anémie splénique infantile de von Jacksch et Luzet, et du syndrome décrit chez l'adulte par E. Weil et Clerc, sous le nom de splénomégalie chronique avec anémie et myélémie. Il vaudrait mieux dénommer ces faits : hématocytémie avec anémie et myélémie. Le nombre des hématocytes, émigrés dans le sang circulant au cours de cet état morbide, ne dépasse guère 5.000 à 10.000 par millimètre cube. C'est à peu près le chiffre qu'on retrouve également au cours de la leucémie myéloïde. Dans les deux états sanguins, l'envahissement du sang circulant par l'hématocyte se traduisant par les mêmes chiffres, il semble que c'est le résultat du même trouble biologique : la diminution du pouvoir excito-génétique normal.

4° **Lipase.** — Nous savons que la lipase règle la quantité des mononucléaires du sang circulant et réfrène aussi la prolifération du tissu lymphoïde.

On peut concevoir, comme pour la protéase ou toxine hématique, que la lipase est plus irritante, ou moins irritante qu'à l'état normal.

a) *Exagération de l'irritation.* — Il est probable, à cause de la grande quantité de lipase solubilisée dans le sérum sanguin, que l'irritation n'est jamais assez forte pour provoquer une prolifération trop rapide des éléments lymphoïdes et exagérer beaucoup leur passage intravasculaire. Les centres germinatifs des ganglions échappent d'ailleurs à l'action directe de la lipase solubilisée dans le sang.

La leucémie aiguë lymphoïde n'existe sans doute pas.

b) *Diminution de l'irritation.* — On observera des phénomènes identiques à ceux que nous avons signalés pour le tissu myéloïde : lymphémie considérable et hypertrophies ganglionnaires.

C'est le tableau de la leucémie lymphoïde.

Ici encore, lorsqu'une toxine étrangère vient détruire les lymphocytes, la lipase solubilisée fait diminuer les lymphocytes dans le sang circulant.

Mais, les centres ganglionnaires échappant à l'influence immédiate de l'irritation qui résulte de la lipase solubilisée, reviennent plus lentement à l'état normal.

De même, les rayons de Röntgen doivent avoir une action moins rapide et moins parfaite que dans la leucémie myéloïde.

Nous venons d'énumérer les troubles de l'équilibre des éléments figurés du sang, par maladie des substances hématiques proprement dites. Elles nous montrent le lymphocyte initial, influencé par toutes ces substances, subissant leur action, répondant à leur excitation, évoluant dans une direction déterminée, pour donner lieu aux diverses variétés de cellules sanguines.

Il est probable que ce lymphocyte peut devenir complètement insensible à l'action de ces substances hématiques, tout en conservant son pouvoir végétatif propre. Dans ce cas, il devra croître sous sa seule forme primitive, tendre à donner un minimum de figures cellulaires évolutives, ayant quelque ressemblance avec celles du sang circulant. Enfin, ne subissant aucune attraction particulière vers le sang, ayant perdu toute affinité biologique avec lui, il n'aura aucune tendance à y essaimer ses éléments cellulaires. Il végètera au contraire sur place, et détruira les tissus qui l'environnent (le tissu osseux en particulier).

L'image de ces faits est donnée par le chlorome ou cancer vert d'Aran, constitué par des tumeurs vertes, multiples, à leucocytes indifférenciés avec leucémie du même type cellulaire. De même, on peut y rapporter l'hématocytome ou érythrocytome constitué par des tumeurs rouges, multiples, à hématocytes indifférenciés « se rapprochant du mégaloblaste » (Ribbert). Mais le type achevé, extrême, est le myélocytome proprement dit, ou sarcome médullaire intra osseux, constitué par des cellules atypiques, ni leucocytaires, ni hématocytaires, et difficiles à distinguer des cellules des autres sarcomes. Il ne s'accompagne que d'une légère myélémie et peut déterminer des métastases ganglionnaires ou viscérales.

Avec Ménétrier, nous pensons que cette végétation spéciale du chlorome et du myélocytome caractérise le cancer, tandis que l'hyperplasie est représentée par la leucémie (comparable à l'adénome).

Le lymphocytome dans le tissu lymphoïde, correspond au myélocytome.

Le cancer de l'appareil anatomique constitué par le sang, semble donc résulter du trouble biologique le plus élevé, le plus grave, et le plus irrémédiable, frappant le lymphocyte fondamental, d'où proviennent les éléments figurés du sang. Quand les cellules qui naissent et se développent, ne ressentent plus l'action des cellules qui meurent, quand ce qui s'élabore ne tient aucun compte de ce qui se désagrège et se détruit, l'anarchie cellulaire est complète, et la cellule semble avoir oublié sa destination anatomique. Son développement est livré au hasard et n'obéit plus à ces substances hématiques qui en dirigent l'orientation. On voit par là, quelle est l'importance de l'étude du sang, pour comprendre la pathogénie du cancer en général.

On a supposé qu'un « pouvoir central » gouvernait le développement cellulaire, qu'un « rajeunissement karyogamique » de cellules en voie de sénescence jetait le désordre dans leur ordination physiologique, etc. Ce sont des termes qui n'expliquent pas le mystère du développement du cancer. Au contraire, la biologie moderne nous montre, sous une forme objective, l'action précise et indiscutable, qu'exercent sur la genèse et la mort des cellules, les substances spécifiques que nous avons étudiées à propos des hématies et des leucocytes.

INDEX BIBLIOGRAPHIQUE

CHAPITRES I ET II

Achard (**Ch.**) **et Feuillié.**— Hémoglobinurie paroxystique. *Bull. Soc. méd. des hôp. de Paris*, 7 février 1908, p. 223.

Arrhenius. — *Immunochemie*, Leipzig, 1907.

— *Immunochemie. Ergebnisse der Physiologie*, 1908.

— **et Madsen.** — Anwendung der physikalischen Chemie auf das Studium der Toxine und Antitoxine. *Zeitschr. f. physik. Chemie*, 1903, XI-IV, 7.

Ascoli. — Isoagglutinine und Isolysine menschlicher Blutsera. *Münch. med. Woch.*, 1901, p. 1239.

— **et Riva.** — Ueber die Bildungsstätte der Lysine. *Münch. med. Woch.*, 1901, p. 1343.

Bang (**Ivar**) **und Forssmann** (**J.**). — Untersuchungen über die Hämolysinbildung. *Beitr. zur Chem. Phys. und Path.*, Bd. VIII, p. 238-275, 1906.

Battelli (**F.**). — Pouvoir hémolytique du sérum sanguin comparé à celui de la lymphe. *Bull. Soc. de biol.*, février 1904.

— Toxicité des globules rouges de différentes espèces animales chez le lapin. *Bull. Soc. de biol.*, 18 juin 1904.

— **et G. Mioni.** — Leucopénie et leucocytose par injection de sang hétérogène chez le chien. *Bull. Soc. de biol.*, 7 mai 1904.

Belfanti et Carbone. — Produzione di sostanze tossiche nel siero di animali inoculati con sangue eterogeneo. *Giorn. della R. Acad. di med. di Torino*, 1898, n° 8.

Bezzola (**C.**). — Osservazioni intorno all'azione antiemolotica degli sieri di sangue umano. *Clin. med. ital. Milano*, 1903, p. 347.

Biedl (**A.**) **et Decastello** (**V.**). — Ueber Aenderungen des Blutbildes nach Unterbrechung des Lymphzuflusses. *Arch. f. die gesammte Phys.*, t. 86, 1901.

Bordet (**J.**). — Sur l'agglutination et la dissolution des globules rouges par le sérum des animaux injectés de sang défibriné. *Ann. Inst. Pasteur*, XII, p. 688, 1898.

— Agglutination et dissolution des hématies, *Ann. Inst. Pasteur*, t. XIII, p. 272, 1899.

— Les sérums hémolytiques, leurs antitoxines et les théories des sérums cytolytiques. *Ann. Inst. Pasteur*, t. XIV, p. 257, 1900.

— Sur le mode d'action des sérums cytolytiques et sur l'unité de l'alexine dans un même sérum. *Ann. Inst. Pasteur*, t. XV, p. 303, 1901.

— Sur le mode d'action des antitoxines sur les toxines. *Ann. Inst. Pasteur*, t. XVI, p. 161, 1902.

— Les propriétés des sensibilisatrices et les théories chimiques de l'immunité. *Ann. Inst. Pasteur*, t. XVIII, p. 593, 1904.

— **et Gay.** — Sur les relations les sensibilisatrices avec l'alexine. *Ann. Inst. Pasteur*, t. XX, p. 466, 1906.

— **et O. Gengou.** — Recherches sur la coagulation du sang et les sérums anti-coagulants. *Ann. Inst. Pasteur*, 1901, p. 129.

Bunge. — Zur quantitativen Analyse des Blutes. *Zeitschr. Biol.*, t. XII, p. 191, 1876.

Calugareanu et Henri (V.). — Etude de la résistance des globules rouges par la méthode de conductibilité électrique. *Bull. Soc. de biol.*, p. 210, 1902.

Camus (J.). — *Les hémoglobinuries.* Thèse de Paris, 1903.

— **et Pagniez.** — Recherches sur les propriétés hémolysante et agglutinante du sang humain. *Arch. int. pharm. et th.*, t. X, p. 369, 1902.

Camus (L.) et Gley (E.). — Recherches sur l'action physiologique du sérum d'anguille. Contribution à l'étude de l'immunité naturelle et acquise. *Arch. int. de pharm. et th.*, t. V, p. 147, 1899.

Cantacuzène. — Sur les variations quantitatives et qualitatives des globules rouges provoquées chez le lapin par les injections de sérum hémolytique. *Ann. Inst. Pasteur*, juin 1900.

Carnot (P.) et Deflandre (Cl.). — Activité hémopoiétique du sérum au cours de la régénération du sang. *Acad. des sciences*, 3 sept. 1906.

— L'activité hémopoiétique des différents organes au cours de la régénération du sang. *Acad. des sciences*, 17 sept. 1906.

Chauffard (A.) et Troisier (J.). — Contribution à l'étude des hémolysines dans leurs rapports avec les anémies graves. *Bull. Soc. méd. des hôp. de Paris*, 10 juillet 1908.

— **et Vincent (Cl.).** — Hémoglobinurie hémolysinique avec ictère polycholique aigu. *Sem. médic.*, 22 déc. 1909.

Dömeny. — Stammt die wirksame Substanz der hämolytischen Blutflüssigkeiten aus den mononucleären Leukocyten. *Wien. kl. Woch.*, 1902.

Donath (**J.**) et **Landsteiner** (**K**.). — Zur Frage der Makrocytase. *Wien. klin. Rundschau*, n° 40, p. 773, 1902.

Ehrlich et **Morgenroth**. — Zur Theorie der Lysinwirkung. *Berl. kl. Woch.*, 1899, n° 1 ; *Ibid.*, 1899, p. 481 ; *Ibid.*, 1900, p. 453 ; *Ibid.*, 1901, p. 250 ; *Ibid.*, 1901, p. 569 ; *Ibid.*, 1901, p. 598.

— **et Sachs**. — Ueber die Vielheit der Complemente des Serums. *Berl. kl. Woch.*, 1902, p. 297.

— Ueber den Mechanimus der Amboceptorenwirkung. *Berl. kl. Woch.*, 1902, p. 492.

Falloise. — Sur l'existence de l'alexine hémolytique dans le plasma sanguin. *Bull. Ac. Roy. Belg.* (Cl. Sc.), 1903, p. 520-596 ; 1905, p. 230-253.

Ferrata. — Die Unwirksamkeit der Komplexen Hämolysine in salzfreien Lösungen und ihre Ursache. *Berl. kl. Woch.*, 1907, n° 13, p. 366.

Fiessinger (**N.**) et **Marie** (**P.-L.**). — Ferment protéolytique des leucocytes dans les exsudats. *Bull. Soc. de biol.*, 29 mai 1909.

— La lipase des leucocytes dans les organes hématopoiétiques. *Bull. Soc. de biol.*, 10 juillet 1909.

— La lipase des leucocytes dans les exsudats. *Bull. Soc. de biol.*, 17 juillet 1909.

— La protéase et la lipase des leucocytes, *Arch. mal du cœur et du sang*, octobre 1909.

Froin (**G**.). — Hémolyse et cholémie expérimentales chez le chien. *Bull. Soc. de biol.*, 20 janvier 1906, p. 121.

Froin (**G**.) et **Laederich**. — Hémorragie cérébrale avec inondation ventriculaire et sous-arachnoïdienne. Evolution anormale de l'hématolyse. *Gaz. des hôpit.*, 14 février 1905

Gay. — La déviation de l'alexine dans l'hémolyse. *Ann. Inst. Pasteur*, 1903, p. 593.

Gengou. — Sur les sensibilisatrices des sérums actifs contre les substances albuminoïdes. *Ann. Inst. Pasteur*, 1902, p. 734.

Gruber. — Zur Theorie der Antikörper. *Münch. med. Woch.*, 1901, p. 1924.

Gryns. — Ueber den Einfluss gelöster Stoffe auf die roten Blutzellen in Verbindung mit den Erscheinungen der Osmose und Diffusion. *Arch. f. die gesammte Phys.*, Bd. 63, 1896.

Halban (**J**.) et **Landsteiner** (**K**.). — Ueber Unterschiede fötalen und mütterlichen Blutserums und über eine Agglutinations-und fällungshemmende Wirkung des normal Serums. *Münch. med. Woch.*, 1902, n° 12.

Hamburger. — Die Permeabilität der roten Blutkörperchen im zusammenhang mit den isotonischen Coefficienten. *Centr. f. Phys*, 1893, p. 161, 656, 758.

— *Osmotischer Druck und Ionenlehre in den med. Wissensch.* Wiesbaden, 1902.

Hanriot. — Sur un nouveau ferment du sang. *Soc. de biol.*, 14 novembre 1896, p. 925.

— Sur la non-identité des lipases d'origine différente. *Soc. de biol.*, 1897, p. 377.

— Sur la lipase. *Arch. de physiol.*, 1898.

— Sur le mécanisme des actions lipolytiques. *Soc. de biol.*, 1901, p. 367.

— Sur la nature de la lipase. *Soc. de biol.*, 1901, p. 369.

— Sur le mécanisme des actions diastasiques. *Soc. de biol.*, 1901, p. 67.

— Sur la réversibilité des actions diastasiques. *Soc. de biol.*, 1901, p. 70.

Hanriot et Camus (L.). — Sur le dosage de la lipase. *Soc. de biol.*, 1897, p. 124.

— Action de la température sur la lipase du sérum d'animaux à sang froid. *Soc. de biol.*, 1901, p. 80.

Hanriot et Clerc. — Sur l'apparition de la lipase chez le fœtus. *Soc. de biol.*, 1901, n. 41.

Hedin (S.-G.). — Ueber die Permeabilität der Blutkörperchen. *Arch. f. die gesammte Phys.*, 1897, p. 229.

— Versuche über das Vermögen der Salze einiger Stickstoffbasen in die Blutkörperchen einzudringen. *Pflügers Archiv*, Bd. 70, 1898.

Hewlett. — Ueber die Einwirkung des Peptonblutes auf Hämolyse und Baktericidie, *Arch. exper. Path. u. Pharm.*, 1903, p. 307.

Hoppe-Seyler. — *Handbuch der physiologischen und pathologisch-chemischen Analyse.*

Klein (A.). — Ueber den Einfluss von Organextrakten auf rote Blutkörperchen, sowie auf die Erscheinung des Agglutination u. Hämolyse. *Wien. kl. Woch.*, 1901, n° 52.

Korschun (S.) et Morgenroth (J.). — Ueber die hämolytischen Eigenschaften von Organ-Extrakten. *Berl. kl. Woch.*, 1902, n° 37, p. 870.

Lambotte et Stiennon. — Alexine et leucocytes. *Centralbl. f. Bakt.*, p. 40, 1905.

Landsteiner et Eisler (von). — Ueber die Wirkungsweise hämolytischer Sera. *Wiener kl. Woch.*, 1904.

— Ueber Agglutinin und Lysinwirkungen, *Centralbl. f. Bakt.*, 39.

Landsteiner (**K.**) **et Leiner** (**K.**). — Ueber die Isolysine und die Isoagglutinine im menschlichen Blut. *Centralbl. f. Bakt., I. Origin.* t. XXXVIII, p. 548-555.

Lefmann (**G.**). — Zur Kenntnis der Giftsubstanzen des artfremden Blutes. *Beitr. zur Chem., Phys. u. Path.*, 1907.

Levaditi. — Sur les hémolysines cellulaires. *Ann. Inst. Pasteur*, 1903, p. 187.

Liebermann (**L. von**). — Ueber Hämagglutination und Hämatolyse. *Biochem. Zeitsch.*. 1907, t. IV, 1, p. 25.

Metchnikoff. — *L'immunité.* Paris, 1901.

Meyer (**Kurt**). — Ueber die Beziehungen der Immunhämolysine zu den Lipoïden. *Zeitschr. f. Immunitätsforsch. I. Origin.*, t. III, 15 juillet 1909, p. 114.

Moreschi. — Ueber die Natur des Isohämolysine der Menschenblutsera. *Berl. kl. Woch.*, 1903, p. 973 et 1008.

— Zur Lehre von den Antikomplementen. *Berl. kl. Woch.*, 1905, 1181. 1906, 100.

Morgenroth. — Ueber die Bindung hämolytischer Ambozeptoren. *Münch. med. Woch.*, 1903, n° 2.

Muir (**R.**) — On the action of hœmolytic sera. *The Lancet*, août 1903.

Müller et Jochmann. — Ueber eine einfache Methode zum Nachweis proteolytischer Ferment-Wirkungen. *Münch. med. Woch.*, 1906, 1393.

— Ueber proteolytische Fermentwirkungen der Leukocyten, *Ibid.*, 1906, p. 1507.

— Weitere Ergebnisse unserer Methode zum Nachweis proteolytischer Fermentwirkungen. *Ibid.*, 1906, p. 2002.

Neuberg (**C.**) **et Reicher.** — Lipolyse, Agglutination und Hämolyse. *Biochem-Zeitschr.*, 1907, vol. IV, p. 281.

Noguchi (**H.**). — Ueber eine lipolytische Form der Hämolyse. *Biochem. Zeitschr.*. 1907, vol. VI, p. 185.

Nolf. — Le mécanisme de la globulolyse. *Ann. Inst. Pasteur*, 1900, p. 656.

— De la nature de l'hyperleucocytose propeptonique. *Arch. intern. de phys.*, vol. I.

— De l'origine du complément hémolytique et de la nature de l'hémolyse par les sérums. *Bull. Ac. roy. Belg.* (Cl. Sc.), 1908.

Overton. — Ueber den Mechanismus der Resorption und der Sekretion. *Nagel's Handbuch der Physiologie des Menschen*, 1907, p. 744.

Pascucci. — Die Zusammensetzung des Blutscheibenstromas und die Hämolyse. *Beitr. zur Chem., Phys. und Path.*, 1905.

Poulain. — *Etude sur la graisse dans le ganglion lymphatique normal et pathologique.* Thèse de Paris, G. Steinheil, 1902.

Rehns. — Démonstration de l'existence des hémolysines composées, spécialement des alexines, à l'état libre et actif dans le sang circulant, *Bull. Soc. de biol.*, p. 333, 1901.

Sachs (H.). — Die hämolysine und ihre Bedeutung für die Immunitätslehre. *Lubarsch-Ostertags Ergebnisse der Path. Anat.*, t. VII, 1902.

Sachs (H.). — Die hämolysine und die cytotoxischen sera. *Lubarsch-Ostertags Ergebnisse*, t. XI, 1907.

Sachs (H.) et Teruuchi (Y.). — Die Inaktivierung der Komplemente in salzfreien Medium. *Berl. kl. Woch.*, 1907, p. 467.

Sailer et Farr. — Studies in the natural and artificial inhibition of peptic digestion. *Americ. J. of the med. Sc.*, t. CXXXIII, p. 113, 1907.

Schattenfroh. — Weitere Untersuchungen uber die bacterienfeindlichen Stoffe der Leukocyten. *Arch. f. Hygiene*, 1899, V. XXXV, p. 135.

Schultze. — *Archiv f. mikr. Anat.*, t. I, p. 1.

Shibayama (A.). — Einige Experimente über Hämolysine. *Centralbl. f. Bakt.*, 1901, n° 21, p. 760.

Stewart. — The behaviour of the hemoglobine and electrolytes of the coloured corpuscles when blood is laked. *J.P.*, 1899, t. XXIV, p.211-238.

— Conditions that underlie the peculiarities in the behaviour of the coloured blood corpuscles to certain substances. *Ibid.*, 1901, t. XXVI, p. 470-496.

— Blood corpuscles and Plasma. *Ibid.*, t. XXIV, p. 356, 1899.

Kengi-Takaki. — Zur Kenntnis des Lysinogens der Blutscheiben. *Beitr. zur chem. Phys. u. Path.*, t. XI, 1908.

Tarassévitch (L.). — Sur les cytases. *Ann. Inst. Past.*, 1902, n° 2.

Vaquez et Marcano. — Altérations de la résistance du sang dans l'hémoglobinurie paroxystique. *Bull. Soc. de biol.*, 1896, p. 115.

Wassermann. — Experimentelle Beiträge zur Kenntnis der natürlichen u. Kunstlichen Immunität. *Zeit. f. Hyg.*, 1901.

Widal (F.), Abrami (P.) et Brulé (M.). — Les ictères d'origine hémolytique. *Arch. des mal. du cœur, des vaisseaux et du sang*, avril 1908,

Weidenreich (F.). — Das Schicksal der roten Blutkörperchen im normalen Organismus. *Anat. Anz.*, Iena, 1903, t. XXIV, p. 186-192.

Winternizt (R.). — Versuche über den Zusammenhang örtl. Reizwirkung mit Leukocytose. *Arch. f. exp. Path. u. Pharm.*, Bd. 36, 1895.

CHAPITRES III ET IV

Bard (L.). — De la coloration biliaire du liquide céphalo-rachidien d'origine hémorragique. *Soc. de biol.*, 28 novembre 1903.

Castaigne (J.) et Weill (A.). — Un cas d'hémorragie méningée avec biligénie hémolytique locale. Présence d'une sensibilisatrice dans le liquide céphalo-rachidien. *Soc. de biol.*, 25 juin 1909, p. 1014.

Chastenet de Géry et Froin (G.). — Physiologie pathologique de l'hématome pleural, *Rev. de chir.*, janvier 1905.

Chauffard (A.). — Pathogénie de l'ictère congénital de l'adulte. *Sem. médic.*, 16 janvier 1907.

— Les ictères hémolytiques, *Sem. médic.*, 29 janvier 1908.

Cordua. — *Ueber den Resorptionsmechanismus von Blutergüssen*, Berlin, 1877, p. 30.

Dieulafoy (G.). — De l'hémothorax traumatique (étude médico-chirurgicale). *Clin. médic.*, Paris, 1905-1906, p. 193.

Froin (G.). — Contribution à l'étude de l'hémorragie méningée. *Gaz. des hôpit.*, 10 décembre 1903.

— Hématolyse intra et hématolyse extra-vasculaire. *Gaz. des hôpit.*, 12 novembre 1907.

— Evolution générale des actes hématolytiques, *Soc. de biol.*, 23 décembre 1905.

— L'hématolyse anormale, *Soc. de biol.*, 6 janvier 1906.

— La diapédèse dans les hématomes. *Soc. de biol.*, 27 janvier 1906.

Gaultier (R.) et Français (R.). — Examen cytologique d'un hémothorax traumatique. *Tribune méd.*, 10 décembre 1904.

Gilbert (A.) et Herscher. — Cholémie physiologique. *Presse médic.*, 31 mars 1906, p. 201 et 4 avril 1906, p. 209.

— **Herscher et Posternak.** — Sur la réaction de Gmelin dans les milieux albumineux, *Soc. de biol.*, 2 mai 1903.

— Sur la signification de l'anneau bleu produit par le réactif de Gmelin dans certains sérums. *Soc. de biol.*, 9 mai 1903.

Guillain (G.) et Troisier (J.). — Physiologie pathologique de l'hématome pleural traumatique. *Sem. médic.*, 24 mars 1909.

— La formation des pigments biliaires par hémolyse dans les séreuses. *Rev. de médec.*, 10 juin 1909.

— **et Guy Laroche.** — Evolution des hémolysines dans deux cas d'hémorragie méningée. *Bull. Soc. de biol.*, 6 novembre 1909, p. 461.

Langhans. — Beobachtungen über Resorption der Extravasate und Pigmentbildung in denselben. *Virchow's Archiv.* Bd. 49, 1870, p. 66.

Lesage (J.). — Sur la résorption du sang injecté dans la cavité péritonéale. *Bull. Soc. de biol.*, 9 juin 1900.

Metchnikoff. — *L'immunité*, Paris, 1901.

Milian. — Les gaines cérébrales périvasculaires, voie d'excrétion des hémorragies. *Soc. anat.*, 15 avril 1904.

— *Le liquide céphalo-rachidien.* Paris, G. Steinheil, 1904.

Minkowski (O.) et Naunyn (B.).— Ueber den Icterus durch Polycholie und die Vorgänge in der Leber bei demselben. *Arch. f. exper. Anat.* Bd XXI, p. 1.

Neumann (E.). — Beiträge zur kenntnis der pathologischen Pigmente. *Arch. f. path. Anat.*, 1888, t. CXI, p. 25.

Poisot et Vincent (Cl.). — Purpura hémorragique à réaction myélocytaire. Hémorragie méningée. Guérison. *Arch. génér. de méd.*, 13 février 1906.

Ponfick. — Ueber Hämoglobinurie und ihre Folgen. *Berl. kl. Woch.*, 1883.

Quincke (H.). — Zur Pathologie des Blutes. *Deutsches Arch. f. kl. médic.*, Bd. 27, 1880, p. 202.

— Beiträge zur Lehre vom Icterus. *Arch. f. path. Anat.* Bd. 95, 1884, p. 125.

Rist (E.) et Kindberg (Léon). — Deux cas d'éosinophilie pleurale, *Bull. Soc. méd. des hôpit.*, 3 décembre 1909.

Sabrazès et Muratet. — Cellules endothéliales hématomacrophages dans le liquide céphalo-rachidien coloré, symptomatiques de l'hémorragie méningo-encéphalique. *Soc. linnéenne de Bordeaux*,24 juin 1903, et *Soc de biol.*, 4 juillet 1904.

Sacquépée. — Etude physiologique et cytologique sur l'hémothorax traumatique. *Gaz. hebd. de méd. et de chir.*, 1902, p. 613.

Schmidt (M.-B.). — Hämorrhagie und Pigmentbildung. *Ergebnisse der allgem. Path. und path. Anat.*, t. III, 1896 ; Wiesbaden, 1897, p. 542-552.

Tuffier et Milian. — Contribution à l'étude physiologique et cytologique de l'hémothorax. *Rev. de chir.*, n° 4, 1901.

Widal (F.), Abrami (P.) et Brulé (M.). — Les ictères d'origine hémolytique. *Arch. des mal. du cœur et du sang*, avril 1908.

Widal (F.) et Joltrain. — Biligénie hémolytique locale dans l'hémorragie méningée. *Soc. de biol.*, juin 1909, p 927.

CHAPITRES V ET VI

Bezançon et Griffon (V.). — Recherches sur le degré de virulence des liquides de la pleurésie franche et de la méningite tuberculeuse. *C. R. Soc. de biol.*, 1903, p. 259.

Chantemesse et Millet. — Art. Fièvre typhoïde. *Tr. méd.* de Bouchard, t. II.

Chauffard (A.) et Widal (F.). — Recherches expérimentales sur les processus infectieux et dialytiques dans les kystes hydatiques du foie. *Soc. méd. des hôp. de Paris*, 7 avril 1891.

Chauffard (**A.**) **et Boidin** (**L.**). — L'éosinophilie hydatique. Sa genèse, son évolution, ses rapports avec la toxicité hydatique. *Bull. Soc. méd. des hôp. de Paris*, 13 décembre 1907.

Concetti. — *Riforma medica*, 13 octobre 1902.

Courmont (**P.**). — Traité de pathologie générale. Collect. Testut.

Dominici. — Sur le plan du système hématopoiétique des mammifères. *Arch. gén. de médic.*, 13 mars 1906.

Froin (**G.**). — De la cytolyse dans les séreuses humaines pathologiques. *Soc. de biol.*, 1er juillet 1905.

— Réactions provoquées par le cancer dans les cavités de l'organisme : cause de la diapédèse leucocytaire. *Soc. de biol.*, 9 mars 1907.

— Hémolyse expérimentale *a frigore*. *Soc. de biol.*, 7 décembre 1907.

— Anaphylaxie et pleurésie tuberculeuse séro fibrineuse. *Gaz. des hôpit.*, 12 janvier 1909.

Froin (**G.**) **et Ramond** (**L.**). — Evolution des réactions cellulaires et séro-fibrineuse au cours de la pleuro-tuberculose dite primitive. *Soc. de biol.*, 4 novembre 1905.

— Evolution des réactions cellulaires et séro-fibrineuse dans le liquide céphalo-rachidien, retiré par ponction lombaire, des méningites tuberculeuses. *Soc. de biol.*, 11 novembre 1905.

— Virulence et toxicité comparées des liquides pleural et céphalo-rachidien tuberculeux. *Soc. de Biol.*, 9 décembre 1905.

Froin (**G.**) **et Foy** (**G.**). — Syndrome de coagulation massive au cours d'une méningite. Action nocive d'une injection sous-arachnoïdienne de collargol. *Gaz. des hôp.*, 19 novembre 1908.

Griffon et Abrami. — Eosinophilie locale dans le pemphigus. *Soc. méd. des hôp.*, 1906.

Le Sourd. — *Recherches expérimentales et cliniques sur la présence d'une substance sensibilisatrice spécifique dans le sérum des typhiques.* Thèse de Paris, 1902.

Mosny et Harvier. — Sur un cas d'éosinophilie méningée d'origine locale sans éosinophilie sanguine. *Arch. de méd. expér.*, juin 1907.

Péron (**A.**). — *Recherches anatomiques et expérimentales sur les tuberculoses de la plèvre.* Thèse de Paris, 1896.

— Sérothérapie tuberculeuse naturelle chez l'homme. *Soc. de biol.*, 22 octobre 1898, p. 974.

Pignatti Morano (**G.**). — Ricerche cliniche sulla resistenzia media e minima del sangue in alcuni casi di tifo e pneumonite e nello stadio agonico. *Clin. med. Milano*, 1902, t. XLI, p. 182-190.

Ramond (**L.**). — *Pleuro-tuberculose primitive et méningite tuberculeuse*, Thèse de Paris, 1907.

Ravaut (P.). — *Le diagnostic de la nature des épanchements séro-fibrineux de la plèvre. Cyto-diagnostic*, Thèse de Paris, 1901.

Ribadeau-Dumas et Debré (R.). — Envahissement massif du liquide céphalo-rachidien par des microorganismes et absence de réactions cellulaires au cours des méningites cérébro-spinales. *Presse médic.*, 16 janvier 1909.

Richet (Ch.). — L'anaphylaxie. *Ann. de l'Inst. Pasteur*, t. XXI, 1907, p. 497.
— De l'anaphylaxie, *Presse médic.*, 21 mars 1908. — De la réaction anaphylactique in vitro. *Soc. de biol.*, juin 1909, p. 1005.

Slatineano et Danielopol. — Présence du fixateur dans les exsudats pleuraux et péritonéaux d'origine tuberculeuse. *C. R. Soc. de biol.*, 11 février 1909, p. 485.

Sicard. — *Le liquide céphalo-rachidien* (Collection Léauté).

Widal (F.) et Le Sourd. — Virulence du liquide céphalo-rachidien au cours de la méningite tuberculeuse. *Soc. de biol.*, 20 juillet 1902.
— Recherches expérimentales et cliniques sur la sensibilisatrice dans le sérum des typhiques. *Soc. de biol.*, 27 juillet 1901.

Widal (F.) et Lemierre (A.). — Pathogénie de certains œdèmes brightiques : action du chlorure de sodium ingéré. *Bull. Soc. méd. des hôp. de Paris*, 12 juin 1903, p. 678.

Widal (F.) et Javal (A.). — La cure de déchloruration ; son action sur l'œdème, sur l'hydratation et sur l'albuminurie à certaines périodes de la néphrite épithéliale. *Bull. Soc. méd. des hôp. de Paris*, 26 juin 1903, p. 733.

Widal (F.) et Froin (G.). — L'urée dans le liquide céphalo-rachidien des brightiques. *Bull. Soc. de biol.*, 22 octobre 1904, p. 282.

Widal (F.) et Faure-Beaulieu. — Eosinophilie et histo-éosinophilie. *Soc. méd. des hôp.*, 26 juillet 1907.

CHAPITRE VII

Aubertin (Ch.). — Origine myélogène de la leucémie aiguë. *Sem. méd.*, 14 juin 1905.

Curschmann et Gaupp. — Ueber den Nachweis des Röntgen-Leukotoxins im Blute bei lymphatischer Leukämie. *Münch. med. Woch*, 1905, p. 2409.

Hayem. — *Du sang et de ses altérations anatomiques*. Paris, 1889.

Jacksch (V.). — Ueber Lenkämie und Leucocytose im Kindesalter. *Wien. kl. Woch.*, 1889, n° 22.

Lazarus. — *Die Anœmie*. Wien, 1898.

Luzet. — *Etude sur les anémies de la première enfance et sur l'anémie infantile pseudoleucémique*, Thèse de Paris, 1891.

Ménétrier. — *Le cancer*. Paris, 1909.

Quadrone (K.). — Klinische und experimentelle Untersuchungen uber die Wirkungen der Röntgenstrahlen. *Centralbl. f. inn. Med.*, 1905, n° 21.

Ribbert. — Ueber das Myelom (Erythrocytome). *Centralbl. f. allg. Path. u. path. Anat.*, 1904.

Vaquez et Aubertin (Ch.). — L'anémie pernicieuse d'après les conceptions actuelles. *Bull. Soc. méd. des hôp.*, 18 mars 1904.

Weil (P.-E.) et Clerc (A.). — Splénomégalie chronique avec anémie et réaction myéloïde du sang. *Sem. méd.*, 1902.
— *Arch. génér. de méd.*, décembre 1902.

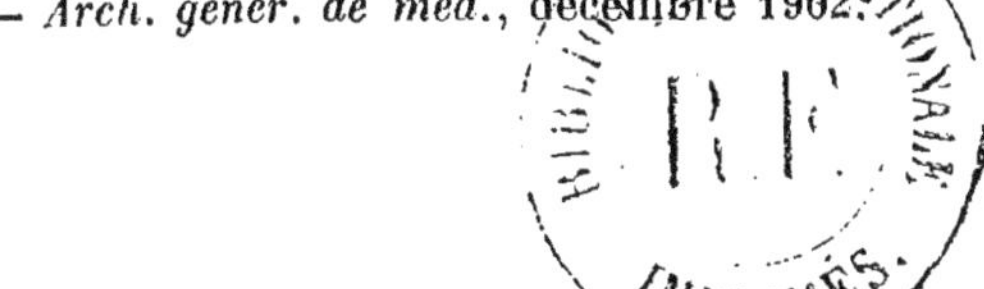

TABLE DES MATIÈRES

Pages

INTRODUCTION 1

CHAPITRE PREMIER. — **L'hématolyse et les substances hématolytiques** 5

§ 1. — Analyse chimique du globule rouge 5

§ 2. — Analyse biologique du globule rouge. — Hématolyse par les sérums. — Les substances hématolytiques. 8

L'alexine ou complément 9

La sensibilisatrice ou ambocepteur 18

La toxine hématique ou hématotoxine. 28

L'antitoxine hématique spécifique 37

Action excito-génétique spécifique 46

CHAPITRE II. — **Mécanisme de l'hématolyse en général et de l'hématolyse par les sérums.** 51

§ 1. — Architecture de l'hématie. 51

§ 2. — Hématolyse par hydratation simple. — Hématolyse incomplète. — Hydro-hématolyse 59

§ 3. — Hématolyse par les sérums. — Hématolyse complète (Hydro-lipo-hématolyse) 68

CHAPITRE III. — **Hématolyse normale « in vivo », en dehors du système vasculaire** 86

§ 1. — Le liquide céphalo-rachidien hémorragique, aseptique 89

Résorption du sang. 90

Hématolyse proprement dite. 96

Réactions leucocytaires 103

§ 2. — L'hémothorax traumatique aseptique 121

Résorption du sang 124
Hématolyse 126
Réactions leucocytaires 130
§ 3. — Réactions des éléments du sang circulant dans les hématomes 134

CHAPITRE IV. — **L'hématolyse et la leucocytolyse normales intra-vasculaires** 146

§ 1. — Auto-régulation de l'équilibre des éléments figurés du sang par les substances spécifiques hématiques et leucocytaires 146
§ 2. — Hémoglobinolyse intra-vasculaire. 148
§ 3. — Durée de la vie des globules rouges. 159

CHAPITRE V. — **Bactériolyse et bactériogenèse. — Réactions sanguines**. 165

§ 1. — Substances spécifiques bactériolytiques et bactériogénétiques 166

Tuberculose pleurale 171
Méningite tuberculeuse. 191

§ 2. — Les réactions sanguines bactériolytiques. 199
§ 3. — Les facteurs de la diapédèse des leucocytes. 206

CHAPITRE VI. — **Modifications de l'équilibre des éléments figurés du sang** 227

§ 1. — Hyperleucocytose intra-vasculaire. 227
§ 2. — Hypoleucocytose intra-vasculaire 234

CHAPITRE VII. — **Altérations du mécanisme régulateur de l'équilibre des éléments figurés du sang. — Anémies graves. — Myélémies. — Lymphémies. — Hématocytémies. — Hyper ou polyglobulies. — Myélocytome et lymphocytome**. 243

INDEX BIBLIOGRAPHIQUE. 259

Imp. J. Thevenot, Saint-Dizier (Haute-Marne).

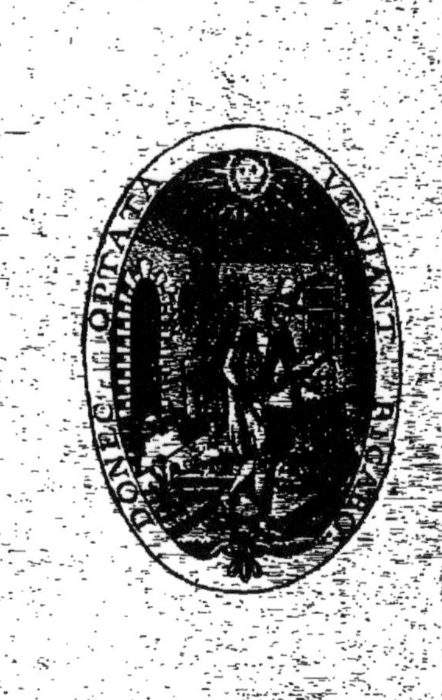

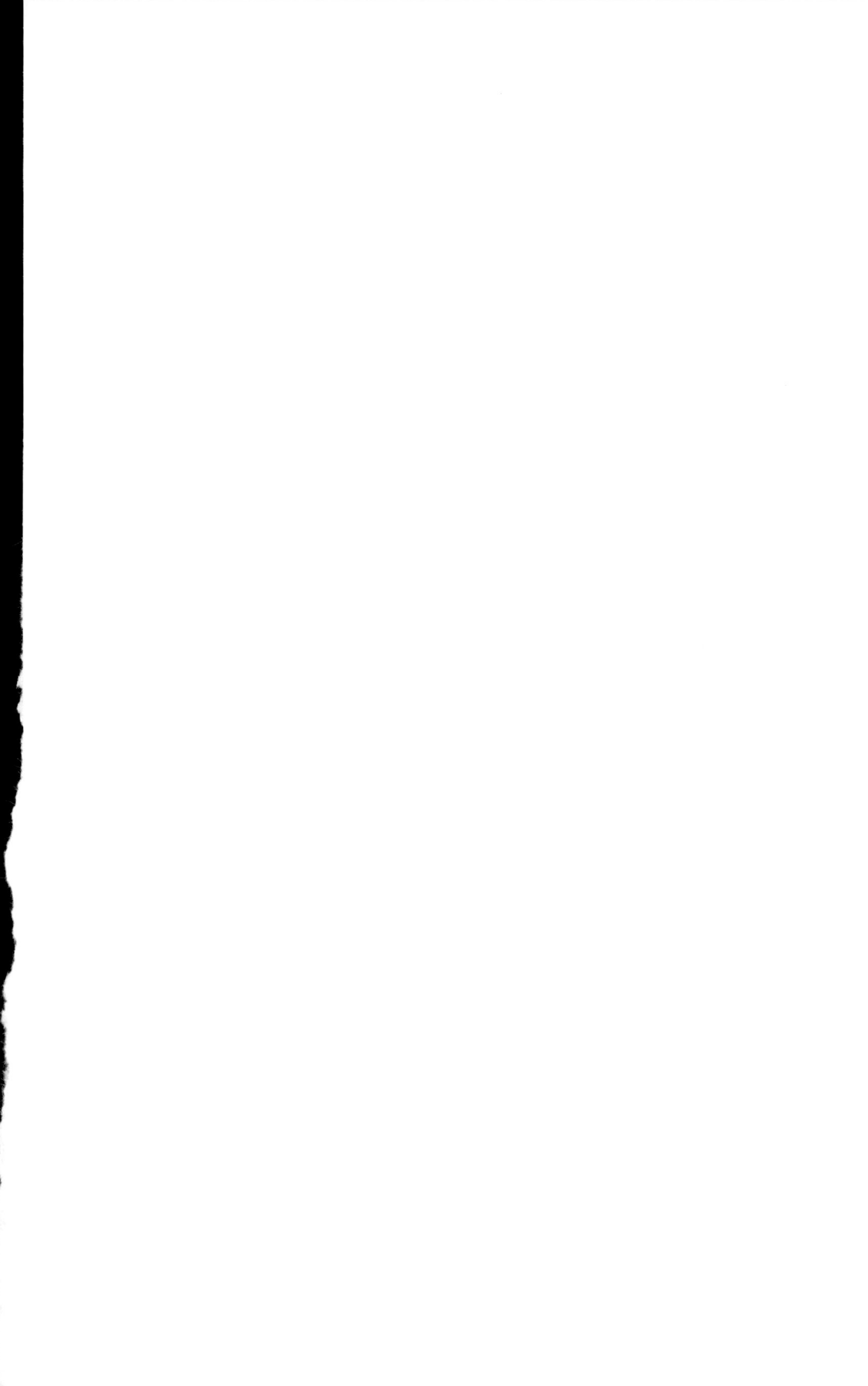

www.ingramcontent.com/pod-product-compliance
Ingram Content Group UK Ltd.
Pitfield, Milton Keynes, MK11 3LW, UK
UKHW012202240726
13966UKWH00002B/519

9 782011 743947